HEYNE
BÜCHER

Dr. Raymond Stark

Aphrodisiaka und ihre Wirkung

Geheime Wundermittel und Rezepte für ein aktives Liebesleben

Deutsche Erstveröffentlichung

WILHELM HEYNE VERLAG
MÜNCHEN

HEYNE-BUCH Nr. 08/4970
im Wilhelm Heyne Verlag, München

Titel der amerikanischen Originalausgabe
THE BOOK OF APHRODISIACS
Deutsche Übersetzung von Dr. Diane Doucet-Rosenstein

Printed in Germany 1984
Umschlagzeichnung: Brigitte Smith, München
Umschlaggestaltung: Atelier Ingrid Schütz, München
Satz: Schaber, Wels
Druck: Ebner Ulm

ISBN 3-453-41607-4

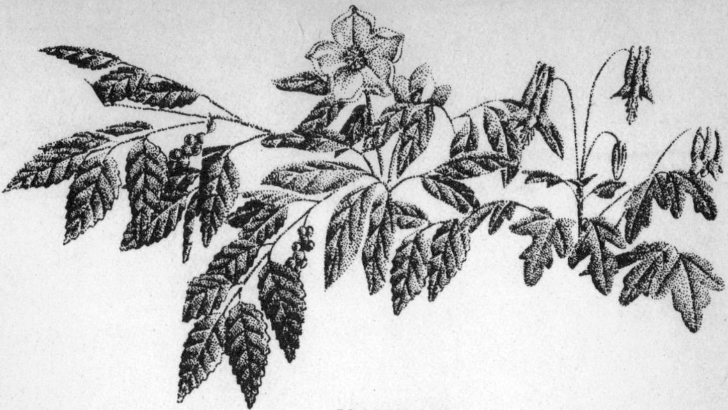

INHALT

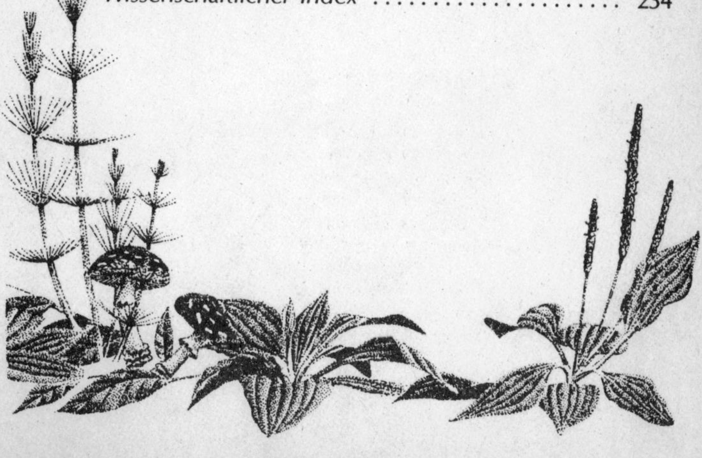

Vorwort

In der Geschichte der Menschheit hat es wohl noch nie eine Epoche gegeben, während der der Mensch nicht auf der Suche nach potenzsteigernden Mitteln gewesen wäre.

Daß es Mittel gibt, die die sexuelle Empfindsamkeit steigern, ist überall bekannt. Ihre Bedeutung wird aber des öfteren heruntergespielt oder verschwiegen. Ob jemand, der ein potenzsteigerndes oder aphrodisisches Mittel haben möchte oder braucht, in Toronto, New York, London, Paris, Berlin oder Neu Delhi wohnt, wird meist nichts daran ändern, daß er nur schwer über jene Substanzen etwas in Erfahrung bringen kann, obwohl sie sich doch durch die Jahrhunderte als sichere und wirkungsvolle Mittel erwiesen haben. Deswegen mag es durchaus vorkommen, daß dieser Mensch sich umsonst auf die Suche macht.

Sollte sich unser Ratsuchender dazu entschließen, einen Arzt zu konsultieren, wird er bei diesem eventuell Hilfe bekommen. Ärzte verschreiben ihren Patienten meist Mittel, die Strychnin, Yohimbin oder Testosteron, das männliche Sexualhormon, enthalten. Der Arzt wird jedoch die erhoffte Wirkung gegen die Risiken abwägen müssen, die mit der Verschreibung oft starker Medikamente einhergehen, vor allem jener, die auf das Zentralnervensystem einwirken – denn die Nebenwirkungen sind oft äußerst komplex und zudem noch kaum erforscht. Deswegen werden verantwortungsbewußte Ärzte davon absehen, ihren Patienten für aphrodisische Zwecke Drogen zu verschreiben, wenn nicht ein dringender Grund es gebietet.

Einem jungen, wißbegierigen, sexuell aber gesunden Mann wird er kaum ein solches Mittel anbieten. Der Arzt wird sich aber z. B. entschließen, einem jungen Mann, der eine schwere Operation hinter sich hat, an nervöser Erschöpfung oder gar an einer Krankheit leidet, die sein normales Sexualleben behindert, die Einnahme eines potenzunterstützenden Medikaments anzuraten.

Höchstwahrscheinlich wird der Arzt jenen Männern Aphrodisiaka verschreiben, die allein aus Altersgründen einen Potenzschwund erleben. In diesen Fällen wird er Testosteron in Kombination mit Strychnin, dem vielleicht noch ein weiteres sexuelles Stimulans beigefügt wird, vorschlagen.

Es gibt nur wenige Ärzte, die sich eingehend mit Aphrodisiaka beschäftigt haben, die während der letzten Jahrhunderte erfolgreich angewandt wurden; die meisten Mediziner verfügen nur über ein begrenztes Wissen darüber; sie kennen meist nicht mehr als ein paar Drogen. Einigen unter ihnen mag die zuträgliche Wirkung von Damiana und dazu ein fertiges Präparat bekannt sein, das Extrakte der Pflanze enthält.

Die Naturheilkunde ist die Kunst, körperliche Disfunktionen und Leiden mit natürlichen, meist pflanzlichen Mitteln zu behandeln und den Heilungsprozeß zusätzlich durch frische Luft, Sonnenbäder, natürliche Ernährung und körperliche Betätigung zu fördern. Dieses Heilverfahren stützt sich auf die Annahme, daß der menschliche Körper besser auf natürliche organische Substanzen anspricht, als auf synthetische Drogen und Medikamente, die er möglicherweise sogar abstößt.

Dieses Buch wurde in der Absicht geschrieben, das lückenhafte Wissen um sexuell stimulierende Substanzen zu vervollständigen. Da Naturheilmittel eher auf das Gesamtsystem Mensch einwirken, als nur auf eine ganz besondere Disfunktion, ist es nicht verwunderlich, daß viele der hier aufgeführten Mittel eine ganze Reihe anderer Leiden und Krankheiten zu heilen vermögen.

Begleitet von unzähligen Mythen und Legenden werden nachfolgend fast sechshundert Aphrodisiaka und potenzsteigernde Mittel genannt und erklärt, Mittel gegen Sterilität und Spermatorrhöe, abtreibende, verhütende Kräuter und Stoffe, Hilfen gegen Unfruchtbarkeit, menstruationsfördernde oder anaphrodisische, den Geschlechtstrieb dämpfende, Pharmaka, Arzneien gegen Menorrhagie und Kindbettfieber.

Als Aphrodisiakum wirkt ganz allgemein das, was sexuelle Begierde steigern kann. Es ist äußerst schwer, wenn nicht gar unmöglich, scharf zwischen einem potenzsteigernden Mittel und einem Aphrodisiakum zu trennen, zumal eine Substanz beides sein kann. In diesem Werk werde ich den Begriff »Aphrodisiakum« für jene Stoffe verwenden, die das sexuelle Begehren und Erleben innerhalb kurzer Zeit, sprich in ein oder zwei Stunden, steigern. Dies schließt Medikamente wie etwa den bekannten und gerühmten chinesischen oder koreanischen Ginseng aus, da er ein Langzeitpräparat zur Unterstützung der Potenz ist.

Wie wirken die Aphrodisiaka im menschlichen Körper? In der Regel erwecken oder steigern sie die sexuellen Empfindungen dadurch, daß sie die Durchblutung fördern, die Blutzirkulation beschleunigen, die Hirntätigkeit anregen, den Beckenbereich stimulieren oder die Harnwege reizen oder irritieren. Die Bundesgesundheitsämter verschiedener Länder behaupten, es gäbe keine Aphrodisiaka: Das Wort selbst gehört nicht zum ärztlichen Vokabular! Sie bestreiten damit also, daß es Medikamente gibt, welche auf der von mir beschriebenen Weise auf den Körper wirken. Da die Arzneimittel übersichtshalber in den Amtlichen Arzneibüchern oder *Pharmakopöen* (in Deutschland kurz ›Rote Liste‹ genannt) nach ihrer *Hauptwirkung* klassifiziert werden, gibt es tatsächlich keine Medikamente, deren Wirkung sich so ausschließlich auf den Genitalbereich beschränkt, daß man sie »reine« Aphrodisiaka nennen könnte. Eine erhöhte Sinnlichkeit ist meist die *Nebenwirkung* einer der von mir beschriebenen Reaktionen.

Die Unkenntnis dieses Gebietes mag ferner dadurch erklärt werden, daß in einer sexuell repressiven oder puritanischen Gesellschaft die Empfehlung oder der Gebrauch von Medikamenten, die die Sexualität positiv beeinflussen als verwerflich gelten. Das behindert einerseits ihre streng wissenschaftliche Untersuchung und läßt andererseits Ammenmärchen, Quacksalberei und Scharlatanerei aufkommen. Diese Vorurteile scheinen jedoch zunehmend geringer zu werden, zumal die Sexualität zum akzeptierten wissenschaftlichen Bereich psychologischer und verhaltensforscherischer sowie physiologischer Wissenschaften wird.

Im Buchhandel wird man einige Werke finden können, welche die aphrodisischen Wirkungen verschiedener Lebensmittel beschreiben. Das Verzehren eines kurz angebratenen, blutigen Steaks oder von Austern sowie der Genuß anderer Lebensmittel dieser Art mag wohl die Liebesfähigkeit des Individuums länger erhalten helfen, doch kann man sie nicht als sexuelles Stimulans bezeichnen, wie ich den Begriff hier verwende. Was liefern sie dem menschlichen Körper, so daß sie die Sexualbedürfnisse unterstützen? Wir können mit ziemlicher Sicherheit behaupten, daß die in manchen Speisen vorhandenen Vitamine, Mineralstoffe, Enzyme, Aminosäuren und weitere Substanzen auf die menschliche Sexualität einwirken.

Es ist eine Tatsache, daß nicht alle Aphrodisiaka oder potenzsteigernden Stoffe jederzeit bei jedermann erfolgreich sind. Doch dies gilt ebenfalls von den Medikamenten der Schulmedizin. So hat man z. B. mit dem brasilianischen Stimulans Muira-Puama oder dem afrikanischen Yohimbin in vielen Fällen die gewünschte Wirkung erzielt, ebenso mit der mexikanisch-amerikanischen Damiana, während sie andere überhaupt nicht stimulierend empfanden. In Europa und in den Vereinigten Staaten sind nur ganz wenige Pflanzen heimisch, die tatsächlich als Aphrodisiaka bezeichnet werden könnten; es sind Pflanzen, die als menstruationsfördernde und -regulierende, abtreibende und gelegentlich als verhütende Mittel benutzt worden sind.

Es steht fest, daß die Mehrzahl der echt aphrodisischen Pflanzen in Ländern wachsen, die weder zum nordamerikanischen Kontinent noch zu Europa gehören. Ich kenne keinen einleuchtenden Grund, warum dies der Fall ist, doch gedeihen sie in großer Zahl in Afrika, Süd- und Zentralamerika, China, Indien und Mexiko.

Weil so viele aphrodisische Pflanzen aus nicht-europäischen Ländern stammen, habe ich am Ende des Buches eine Liste all jener Versandfirmen angeführt, von denen man Kräuter und einige andere erotische Stimulanzien beziehen kann.

Ich habe bei beinahe allen Stichwörtern die wissenschaftlichen Namen hinzugefügt, da viele Pflanzen je nach Land – und innerhalb eines Landes nach dialektalem Raum – zwanzig bis dreißig verschiedene Bezeichnungen besitzen. So wird die allgemein als Großes Schöllkraut bekannte aphrodisische Pflanze im Volksmunde auch Schwindwurz, Krötenkraut, Giftblume oder Schellkraut genannt, um nur einige Namen zu erwähnen, so daß man zum besseren Verständnis lieber von *Chelidonium majus* spricht.

Ich habe es mir nicht zur Aufgabe gemacht, alle bekannten Liebeskräuter und -pflanzen der Welt aufzulisten und habe, mit wenigen Ausnahmen, bewußt jene übergangen, für die es keine lateinische Bezeichnung gibt, die bei der Identifizierung helfen könnte.

Auch wird man in diesem Buch die Pflanzenbeschreibung oder Anweisungen zum Sammeln und Trocknen der Pflanzen missen.

Hat man sich für einige Mittel entschieden, die in diesem Buch beschrieben werden, so sollte man ärztlichen Rat einholen oder sich von einem naturheilkundlichen Arzt behandeln lassen. Oft dreht es sich, vor allem bei den europäischen Pflanzen, um Mittel, die seit langem in der Kräuterheilkunde verwendet, deren aphrodisierende Eigenschaften jedoch selten erwähnt werden. Diese Präparate wird man durch den Kräuterhandel beziehen können, denn die richtige Handhabe frischer Kräuter ist eine Kunst, die lange erlernt sein will.

Wörter- und Begriffsverzeichnis

Abortium	Abtreibmittel
adstringierend	zusammenziehend
Amenorrhöe	das Fehlen der Menstruation
Anaphrodisiakum	Mittel, das den Geschlechtstrieb dämpft
antiskorbutisch	Skorbut, die Vitamin-C-Mangelkrankheit, behebend oder verhindernd
Aphrodisiakum	Mittel, das den Geschlechtstrieb und die Sinnlichkeit steigert
Art (Species)	Untereinheit einer Gattung, zu der Pflanzen gehören, die in allen wesentlichen Merkmalen (ausgenommen Größe, Farbe und Behaarung) übereinstimmen. Zweiter, klein geschriebener Name in der wissenschaftlichen Pflanzenbezeichnung
Dekokt	frischer Auszug aus zerkleinerten Pflanzen oder Pflanzenteilen; sie werden mit kaltem Wasser angesetzt, eine halbe Stunde im Wasserbad erhitzt und dann warm abgepreßt. Dosierung: 10 g auf ein Glas Wasser
diuretisch	harntreibend
Droge	arzneilich wirksame und medizinisch brauchbare Teile der Pflanze; die heutige Übernahme der Bedeutung Droge = Rauschgift entspringt einer falschen Übersetzung des amerikanischen Slangausdrucks »drug« = Arzneimittel
Dysenterie	Ruhr, wie Bakterienruhr und Amoebenruhr

Dysmenorrhöe	schmerzhafte Regelblutung
euphorisierend	heitere Gemütsverfassung erzeugend
Familie	Gruppe von Gattungen mit vielen Ähnlichkeiten
Gattung (genus, pl. genera)	Gruppe von Arten gleicher Abstammung, die eine Anzahl gleicher Merkmale haben. Erster Name in der wissenschaftlichen Pflanzenbezeichnung
Halluzinogen	Medikament, das Visionen und Wahrnehmungsveränderungen hervorruft – auch: halluzigenes Mittel
Impotenz	Unfähigkeit des Mannes, den Geschlechtsverkehr zu vollziehen
Infus	frischer Auszug aus zerkleinerten Pflanzen, die man im Gegensatz zum Dekokt mit kochend heißem Wasser übergießt, dann 20 Minuten ziehen läßt und abseiht. Das Infus wird kalt getrunken. Dosierung: 10 g des Krautes auf ein Glas Wasser
Konjunktivitis	Bindehautentzündung
Kumulativ, Kumulation	Speicherung gewisser Arzneimittel und Drogen im Körper wegen zu geringer oder zu langsamer Ausscheidung des Stoffes. Selbst kleine, aber fortgesetzt gegebene Dosen bestimmter Stoffe können somit zur Vergiftung führen
macerieren	einweichen; die Droge wird mit Wasser bei Zimmertemperatur ausgezogen
Menorrhagie	eine abnorm verlängerte oder sehr starke Periode in einem sonst normalen Zyklus
narkotisch, Narkotikum	betäubend, Betäubungsmittel; in kleinen Dosen schmerzstillend, in größeren Dosen betäubend und in Überdosen tödliche Mittel
officinalis	als Heilpflanze anerkanntes Kraut. Meist Artbezeichnung bei Pflanzen, die in früheren Jahrhunderten in den Klostergärten

	für pharmakologische Zwecke angebaut wurden
Priapismus	schmerzhafte Dauererektion
psychedelisch	in einem durch Rauschmittel hervorgerufenen euphorischen, tranceartigen Gemütszustand befindlich; Glücksgefühle hervorrufend
psychotrop	die Psyche verändernd; das gleiche wie psychoaktiv
Resorption	Aufnahme der durch Verdauung gelösten Stoffe in die Blutbahn
Rhizom	Unterirdischer Wurzelstock (keine Wurzel!), der den Winter überdauert und im Frühjahr neue Triebe über die Erde schickt
Roborans	Kräftigungsmittel
spasmolytisch	krampflösend
Spermatorrhöe	krankhafter Samenerguß, der ohne sexuellen Reiz erfolgt
spp.	latein = Species, pl. – Abkürzung für alle Arten einer Pflanzengattung
Sterilität	die Unfähigkeit der Frau zu empfangen oder des Mannes, zu zeugen
Tonikum	Kräftigungsmittel
tonisch	stärkend, kräftigend
toxisch	giftig
Varietät	erbmäßig veränderte Abänderung einer Art; eine gezüchtete Abänderung nennt man Sorte

Zubereitung und Dosierung

Die angegebenen Gewichte und Mengen entsprechen den aktuellsten Rezepten und Beschreibungen. Bei der Dosierung werden Minimal- und Maximalmengen angegeben, um eine individuelle Anpassung an das Körpergewicht und den Zustand des Benutzers zu erlauben.

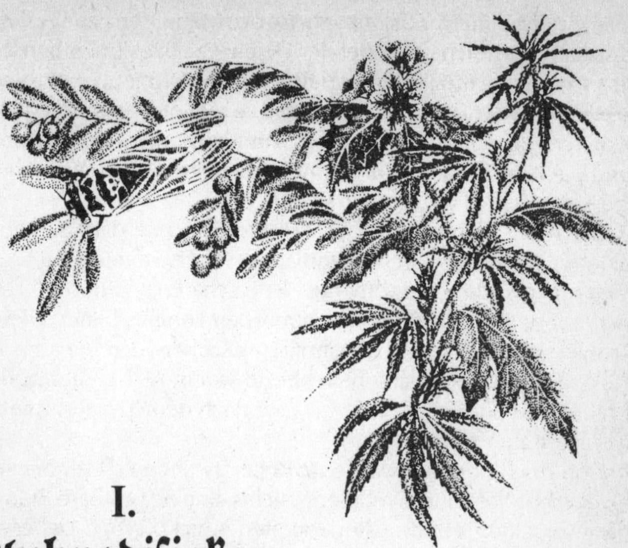

I.
Aphrodisiaka, potenzsteigernde Mittel und Liebeselixiere

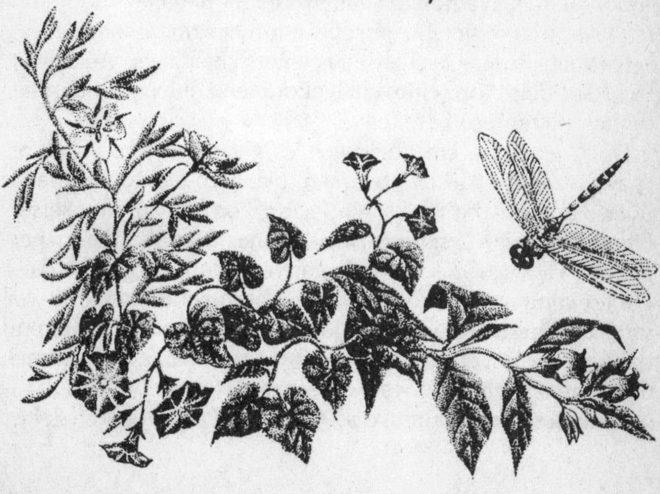

Die Spur der unermüdlichen Suche des Menschen nach Aphrodisiaka verliert sich im Nebel der Urzeit. Die Babylonier benutzten schon vor 6000 Jahren und noch früher Drogen, um ihre sexuellen Heldentaten zu mehren. Die Ägypter erkannten die wohltuende Wirkung erotischer Stimulanzien vor 4000 Jahren, und das Alte Testament erwähnt Naturmittel wie die Alraunenwurzel.

Die Römer labten sich mit Aphrodisiaka wie dem Satyrion, einem Gebräu aus Orchideenblättern. Sie bereiteten auch ein Getränk aus dem Hippomanes, eine schaumige Substanz, die sich auf dem Kopf eines neugeborenen Fohlens bildet. Dieser Trunk und die menschenähnliche Zauberwurzel waren in Europa jahrhundertelang beliebt und jedem Alchimisten, jeder Kräuterfrau und jedem Arzt bis weit nach dem 17. Jahrhundert wohlvertraute Mittel.

Und doch horchen wir heute beim Erwähnen dieser Namen nicht mehr auf. Eine Orchidee? Nichts als eine kostbare Blume, die man einer schönen Angebeteten schickt. Wozu Liebeselixiere aus den getrockneten und zerstoßenen Wurzelknollen bereiten, wenn die Blüte allein die gewünschte Wirkung bei der Herzensdame hervorruft?

Alraune? Die narkotische Eigenschaft dieser Wurzel ist uns zwar bekannt, doch würden sich die meisten Menschen wegen zunehmender Warnungen gegen Rausch- und Betäubungsmittel davor hüten, sie als Aphrodisiakum einzunehmen.

Und allein der Gedanke, aus einer schleimigen Ausschwitzung auf dem Kopf eines neugeborenen Fohlens ein erotisierendes Getränk zu bereiten ...!

Doch jene, die ein derartiges Vorgehen verächtlich als archaisch und barbarisch abweisen, plaudern womöglich heiter über die Spanische Fliege, ein Pharmakon, das aus den zerstoßenen oder pulverisierten Flügeln eines gewissen Käfers hergestellt wird. Ich möchte beinahe vermuten, daß ihnen diese Zubereitung nur deswegen weniger abstoßend erscheint, weil sie deren Ingredienzien nicht kennen. Oder könnte der Grund dafür in der ungebührenden Aufmerksamkeit liegen, die man dieser gefährlichen Droge geschenkt hat?

Ich möchte behaupten, daß Aphrodisiaka in früheren Zeiten

genauso wie heute, wenn nicht noch mehr, benutzt wurden. Die Menschen lebten damals noch erdverbunden und begegneten jedem Naturgeheimnis mit ehrfürchtigem Interesse. Doch kein Mysterium faszinierte sie mehr, als die Entstehung des Lebens. Alles, was damit zusammenhing, war ihnen heilig, und so ist es zu verstehen, daß in vielen Kulturen die Mittel, durch die man Leben schöpfte, sakral waren.

In Indien nannte man es »Lingam«; man fand über das ganze Land verstreut phallische Steinskulpturen. Die Inder huldigten neben dem Lingam auch der Vagina, und so erschien ihnen die Verbindung dieser beiden lebenschöpfenden Organe auch anbetungswürdiger als jedes für sich allein. Das weibliche Genital nannten sie *cteis* oder *yoni* und die heilige Kombination beider Geschlechtsteile *pulleiar*. Noch heute tragen Inderinnen, die den Hindugott Shiva anbeten, manchmal ein Amulett, das den *pulleiar* darstellt.

Phalluskulte kann man im alten Griechenland und im römischen Reich, in Vorderasien, Persien, Ägypten, Afrika, Südamerika und Mexiko nachweisen. Sie erstreckten sich sogar bis Osteuropa, denn im alten Gallien wurde das Symbol hochgeschätzt.

Statuen des römischen Fruchtbarkeitsgottes Priap zeigten seinen Phallus als Hauptsitz seiner männlichen Kraft, indem sie ihn über die Maßen groß darstellten. Der Priapkult verlor jedoch in späteren Jahrhunderten die Anhänger, wohl weil diese Anbetung gleichbedeutend mit lasterhafter Geilheit wurde.

Die meisten vorchristlichen Religionen und einige, die neben dem Christentum fortbestanden, maßen den Fortpflanzungsorganen großen Wert bei und verehrten sie als Heiligtum. Die alten Hebräer, deren Glauben den Grundstein des christlichen abgab, schworen anscheinend im Namen des Phallus, indem sie eine Hand über ihre Genitale hielten. Es ist wenigen bekannt, daß das Kreuz in seiner Schreibung *T* den alten Ägyptern ein Symbol für Fruchtbarkeit, Erschaffung und Zeugung war. Als die Frühchristen es übernahmen, versinnbildlichte es nunmehr den römischen Galgen, an den man Verbrecher und andere Übeltäter nagelte, um sie bis zum letzten Lebenshauch gehörig zu drangsalieren.

Es wäre schier unmöglich, heutzutage nachzuweisen, ob die Frühchristen das Kreuzsymbol zu ihrem Wahrzeichen machten, weil Christus gekreuzigt wurde, oder ob bei dieser Wahl nicht viel eher die frühere Bedeutung als Fortpflanzungssinnbild ausschlaggebend gewesen war. Falls es zutrifft, daß das Kreuz ein altes Fruchtbarkeitssymbol war, mag es nicht verwundern, daß dieses Sinnbild so schnell die Welt eroberte, denn als solches war es schon den Ägyptern, Lamaisten und Buddhisten bekannt.

Die Christen der Frühzeit fanden phallische Statuen unter anderem in Poligny, Auxerre, Orange und Embrun in Frankreich sowie in Belgien, Italien und anderen europäischen Ländern. In einigen Fällen erhielten diese Kultfiguren einen christlichen Anstrich, obwohl sie ganz eindeutig Zeugen älterer, beinahe vollkommen erloschener Religionen waren. Daß es Überreste einer verflossenen Epoche waren, wird ferner durch die Tatsache bewiesen, daß die Geschlechtsteile für die christliche Religion, wenigstens bis zu einem gewissen Grad, als verteufelt und schmutzig galten. Selbst in unseren aufgeklärten Tagen müssen Genitalien bedeckt werden; und wenn die moderne Frau in der Öffentlichkeit nunmehr einen Teil ihrer Schenkel und Beine, ihrer Schultern und Brüste entblößen darf, so haben die meisten Christen – jedenfalls die gläubigen – für die Zurschaustellung eines Genitals oder einer enthüllten Brust nichts als einen herablassenden, strafenden Blick übrig.

Man hat vermutet, daß die christliche Obrigkeit diese Haltung zuerst annahm, weil so viele ältere, »heidnische« Religionen die Fortpflanzungsorgane überaus verehrten. Die christliche Abwertung des lebenschenkenden Liebesaktes zur Manifestation des Bösen ist demnach eine ziemlich neue Haltung.

Während der Epoche der Kreuzzüge versuchten die religiösen Führer durch Reliquien wie die Vorhaut Christo diejenigen, die zu den heidnischen Phallenschreinen wallfahrteten, wieder ins christliche Lager zurückzuführen. Die Vorhaut Christi sollte auf unfruchtbare Frauen dieselbe heilende Wirkung ausüben, indem die Reliquie sie wie der »niedergelegte« Phallus empfänglich machte.

Prof. John Davenport, der an der Universität von Oxford Geschichte lehrt und darüber mehrere Bücher geschrieben hat, behauptet, im 19. Jahrhundert hätten sich noch ungefähr ein Dutzend Vorhäute des Heilands in den heiligen Reliquiarien verschiedener europäischer Kirchen befunden. Man fand diese Devotionalien in der Abtei von Charroux in Frankreich, der St. Lateranskirche in Rom und der Notre-Dâme Kirche in Paris. Die christliche Religion, zumindest einige ihrer Hirten, hatten demnach einen gesunden Respekt vor der Liebe, der Freundschaft, der Dankbarkeit und der Kraft körperlicher Anziehung bewahrt.

Die Behauptung, Sexualität müsse immer existieren, ist schon trivial, weil daran niemand zweifeln kann, doch heißt das nicht, daß die intimen Beziehungen zwischen Mann und Frau in Zukunft dieselbe Bedeutung haben werden wie in der Vergangenheit. Womöglich überlebt zuletzt die »Liebe« auch diese Zeit, obwohl Männer und Frauen heutzutage nichts davon wissen wollen. Die neue weibliche Rolle wird sich sicherlich auf der sexuellen Ebene bemerkbar machen. Es wird behauptet, daß die Sexualität nicht Teil der Liebe ist, man sich jedoch glücklich wähnen soll, wenn sie es ist. (Die Gleichberechtigung, die von den Frauen angestrebt wird, könnte somit einer Ablehnung der sexuellen Liebe als Bestandteil der *Liebe* gleichkommen.)

Einige verfechten die Ansicht, freie und lockere, wetteifernde Beziehungen, die zunehmende sexuelle Freiheit und die verwandelten Bedingungen der Beziehung unter den Geschlechtern würden die Liebesfähigkeit und Sexualität des Mannes sowie der Frau unterminieren. Es ist durchaus möglich, daß man früher oder später zu einem Kompromiß gelangt und wir folglich eine soziale Revolution erleben werden. Heute jedoch scheint das Interesse für Aphrodisiaka und Potenzmittel noch genauso stark zu sein wie in der alten »Gesellschaft«. Die Geschichte, die Mythen und schillernden Legenden offenbaren uns, daß diese Mittel niemals ihre Beliebtheit eingebüßt haben.

Gewisse Lebensmittel haben den Ruf, potenzsteigernde Qualitäten zu besitzen. So soll Fisch sowohl auf die Hirntätigkeit als auch auf die Potenz stimulierend wirken wegen des hohen Phosphorgehaltes sowie dem Vorkommen anderer wichtiger

Substanzen, die man ohne weiteres als Langzeitstimulanzien der Geschlechtszonen bezeichnen kann. Somit wäre die Überzeugung einsichtig, Männer aus seefahrenden oder fischessenden Nationen würden ihre Potenz länger behalten. Pilze, Trüffeln, Moschus und Absinth wurden von jeher als hoch erotische Delikatessen gepriesen. Auch diese Speisen und Getränke enthalten viel Phosphor, Mineralstoffe und Vitamine.

Man hat selbst trinkbares Gold als Aphrodisiakum benutzt, obwohl jedes Getränk, das mehr als 10 Milligramm flüssigen Goldes enthält, gefährlich ist.

Lebensmittel, die nach langzeitiger Einnahme aphrodisisch wirken, beschreibe ich lieber als sexuell positive »Potenzspeisen«, die erst nach monatelangem regelmäßigen Genuß eine Änderung oder Besserung herbeiführen: Rohes Rindfleisch, Austern, Pilze, Rebhühner, Lammfleisch, Ente, Gans, Meeresschalentiere und Hummer sind äußerst proteinhaltig; um gesund zu bleiben, braucht der menschliche Körper aber auch Kopfsalat, Chicoree, Sellerie, Kraut, Tomaten sowie andere Früchte und Gemüse. Werden dem Körper Vitamine, Mineralstoffe, Aminosäuren und Enzyme entzogen, die teilweise in den heutigen Hauptlebensmitteln fehlen, dann kann die Sexualität darunter leiden, zumindest zeitweise. Als Mann wird man nicht mehr »seinen Mann stehen« können und als Frau wird man für den ganzen sexuellen Vorgang kein Interesse mehr aufbringen und müde und zerfahren wirken.

Früher hat man sich nicht nur durch die Einnahme verschiedener Substanzen eine Erhöhung der Sinnlichkeit verschafft. Um den Blutkreislauf anzuregen, bediente man sich auch der Flagellation – man schlug und klopfte auf die dem Genitalbereich naheliegenden Körperstellen. Wer sich heutzutage mit Schlägen und Peitschenhieben sexuell erregt, praktiziert im Grunde eine moderne Variante der Flagellation.

Die Vergrößerung des männlichen Gliedes durch Nesselhiebe scheint eine weitere Form der Flagellation zu sein. In altindischen Schriften gab man den Männern den Ratschlag, den Lingam (Penis) mit den Borsten eines bestimmten Insektes zu reiben, an den zehn folgenden Abenden Öl aufzutragen und ihn danach nochmals mit den Borsten zu behandeln. Es wurde versprochen, daß die dadurch entstehende Schwellung niemals nachlassen würde.

Die Türken schrieben dem Parfüm eine große Bedeutung für die Erweckung sinnlicher Gelüste zu. Infolgedessen besprengten sich Männer und Frauen nach Herzenslust die Kleider mit Weihrauch, Myrrhe, Moschus und Rosenwasser.

Durch die Jahrhunderte hindurch hat es sich gezeigt, daß die Menschen alle möglichen Mittel probierten, um die Potenz oder Sinnlichkeit zu steigern: Liebeselixiere und stärkende Dekokte, Pflanzen und Blumen, Gewürze und Kräuter. Auf der ganzen Welt verlangen die Menschen nach Aphrodisiaka und sind auch bereit, größere oder kleinere Mühen auf sich zu nehmen, um an sie zu gelangen.

Aberraute/Eberreis; *Artemisia abrotanum*
Dieser Strauch, der ursprünglich in Spanien und Italien heimisch war, wird als Stimulans, leichtes Aphrodisiakum und als menstruationsförderndes Mittel verwendet.

In der Kräuterheilkunde stärkt man damit die Verdauung, behandelt Erkältungen und preist es als Panazee bei nervösen Erregungszuständen.

Man läßt 30 g des geschnittenen, getrockneten Krautes in einem halben Liter kochenden Wasser zwanzig Minuten lang ziehen. Die gewöhnliche Dosis dieses bitteren Gebräus ist ein Weinglas voll.

Feldaberraute; *Artemisia campestris,* wird medizinisch für dieselben Symptome benutzt, ist jedoch nicht ganz so wirkungsvoll. Diese Art wächst in ganz Europa.

Im modernen Hexenkult wird die Aberraute gelegentlich mit Weihrauch gemischt und verbrannt, um Zwist und Disharmonie aus dem Haus zu vertreiben.

Absinth (Wermutbranntwein) – ein aphrodisisches Getränk
Der grünliche Likör enthält ätherische Öle *(Artemisia absinthium)* mit Thujon und Thujol, Absinthin sowie Anabsinthin.

Der gelegentliche Genuß kann sehr anregend und darum wünschenswert sein. Über längere Zeit kann er jedoch zu Sucht und selbst zu Minderung wenn nicht Schädigung der Potenz führen. Die Herstellung von Absinth, der die giftigen ätherischen Öle Thujon und Thujal enthält, ist sowohl in den Vereinigten Staaten als auch in den europäischen Ländern untersagt. Einigen Berichten zufolge wurde das schwindelerregende Getränk in den letzten Jahren noch in Spanien hergestellt.

Die Pflanze wird seit langem in der Kräuterheilkunde benutzt und ist in Kräuterläden der USA, Kanadas und Europas erhältlich. Abgesehen davon, daß die Pflanze als sexuell stimulierend gilt, wirkt sie bei Magenleiden (Magen-, Galle- und Darmbeschwerden, Blähungen und Völlegefühl), Würmern und Fieber als Tonikum. Wermut ist außerdem ein hervorragendes Mittel gegen Erkältungen, allgemeine Schwächezustände und schlechte Verdauung.

Für die übliche Zubereitung gießt man 30 g des zerschnittenen, getrockneten Krautes mit einem halben Liter kochenden Wassers auf und läßt den Aufguß 20 Minuten ziehen. Davon trinkt man ein Glas.

Aceranthus; *Aceranthus sagittatus*
Aceranthus, eine Pflanze, die in den Bergtälern Chinas heimisch ist, wird wegen ihrer starken aphrodisischen Eigenschaften hochgeschätzt. Tiere, die die Pflanze beim Weiden genießen, verhalten sich der nachgesagten Wirkung entsprechend angeregt. Die sexuell stimulierenden Präparate werden aus der Wurzel und den Blättern der Pflanze hergestellt.

Aceranthus wird auch gegen männliche Sterilität und weibliche Unfruchtbarkeit verschrieben.

Die Schulmedizin benutzt das Dekokt zur Behandlung von Hornhauterkrankungen und Augengeschwüren.

Achuni – ein tierisches Aphrodisiakum
Dieses Tier lebt in Bolivien, in den Wäldern am Rio Beni und am Apolos. Die getrockneten und pulverisierten Nervengewebe wirken sexuell sehr stimulierend; sie werden meist in Wein gerührt verabreicht.

Adenophora; *Adenophora verticillata*
Die Wurzel ähnelt äußerlich dem Ginseng und besitzt auch eine ähnliche Wirkung.

Die *Adenophora-Wurzel* soll die körperliche Kraft wiederherstellen und im gewissen Maße auch die Potenz. In China wird die Wurzel als Tonikum und zur Behandlung von Lungenkrankheiten benutzt.

Alchornea; *Alchornea floribunda*
Die afrikanische *Alchornea floribunda,* die zur Familie der Euphorbien gehört, ist eine psychedelische Pflanze mit potenzsteigernder Wirkung.

Die Rinde des Stammes enthält das Alkaloid *Yohimbin,* eine Substanz, deren sexuell stimulierende Wirkung allgemein anerkannt wird. Es mag sein, daß chemisch bis jetzt noch nicht isolierte Elemente an der aphrodisischen Wirkung beteiligt sind.

Für die medizinische Anwendung wird die Rinde maceriert, d. h. in Wasser eingeweicht, und dann pulverisiert.

Aleurites; *Aleurites triloba*
Dieser Holzölbaum ist auf den Molukken, Tahiti und in Teilen Chinas heimisch. Sowohl die Frucht als auch das Harz des Stammes wird zur sexuellen Stimulierung verzehrt.

Der Baum ist mit dem *Aleurites moluccana,* dem Lichtnußbaum Indiens und der pazifischen Inseln verwandt.

Alkohol; *Äthanol, Äthylalkohol*
Bei einigen Menschen kann der Genuß kleinerer Mengen von Alkohol den Geschlechtstrieb anregen. Größere Mengen oder der Genuß von Alkohol über längere Zeit bewirkt genau das Gegenteil.

Es gibt Männer, die sich nie oder nur selten einer Frau nähern, bevor sie sich nicht mit dem einen oder anderen alkoholischen Getränk stärken. Einige Frauen fühlen sich beim Geschlechtsspiel wohler, wenn sie sich durch den Genuß von Alkohol entspannt haben.

In beiden Fällen wird eine Langzeiteinnahme die sexuelle Stimulierung in eine Verminderung des Geschlechtstriebes verwandeln.

Alraune; *Mandragora officinarium / Atropa mandragora*
Unzählige Ammenmärchen umgeben die menschenförmige Wurzel der Mandragora. Die auch als Satansapfel und unter ähnlichen Bezeichnungen bekannte Pflanze antiker Legenden und Hexenkulte ist ein narkotisches Kraut mit aphrodisischen Eigenschaften.

Ich rate nicht an, die *Alraune* zu erotisierenden Zwecken zu benutzen, zumal die im Mittelmeergebiet heimische *Mandragora officinarium* oder die nordamerikanische *Atropa mandragora* so giftig sind, daß ihr Genuß viel zu gefährlich wäre.

Die *Alraune* wird in antiken Schriften erwähnt, u. a. in der Bibel (Genesis 30: 14–16):

»Ruben ging aus zur Zeit der Weizenernte und fand Liebesäpfel auf dem Feld und brachte sie heim zu seiner Mutter Lea. Da sprach Rachel zu Lea: ›Gib mir von den Liebesäpfeln deines Sohnes.‹

Sie antwortete: ›Hast du nicht genug, daß du mir meinen Mann genommen hast und willst auch die Liebesäpfel meines Sohnes nehmen?‹ Rachel sprach: ›Wohlan, laß ihn diese Nacht bei mir schlafen für die Liebesäpfel deines Sohnes.‹

Als nun Jakob am Abend vom Felde kam, ging Lea hinaus ihm entgegen und sprach: ›Zu mir sollst du kommen, denn ich habe dich erkauft mit den Liebesäpfeln meines Sohnes.‹ Und er schlief die Nacht bei ihr.«

Die Bibelforschung meint, Rachel, die jüngere der beiden Gattinnen Jakobs, habe die Alraune gewünscht, weil sie sich davon eine erhöhte Fruchtbarkeit und eine sexuelle Stimulierung versprach.

Die alten Griechen, die von den narkotisierenden Eigenschaften der *Alraune* wußten und sie bewußt einsetzten, sahen die Mandragora als erotische Pflanze an, die sie der Liebesgöttin Aphrodite weihten. Aristoteles, Hippokrates und Galen erwähnen die Wurzel in ihren Schriften. Bei den Römern wurde die Alraune bei chirurgischen Eingriffen als Betäubungsmittel verwendet.

In seinem *Herbarium* erwähnt der römische Schriftsteller Apuleius (2. Jahrh. n. Chr.) die Mandragora als Mittel gegen Geisteskrankheiten:

»Gegen Geistesverwirrung – der Teufelskrankheit oder dämonischer Besessenheit – nehme man von dem Körper besagter Mandragorawurzel 5 Gramm und gebe es dem Kranken, wann immer gelegen, in warmem Wasser zu trinken. Er wird alsbald genesen sein.«

Um dieselbe Zeit entstand eine Legende, welche davor warnte, die Alraune zu beschädigen. Wer immer es wagen sollte, eine Wurzel aus dem Boden zu reißen, würde den Zorn des darin lebenden Geistes über sich ergehen lassen müssen. Der durchbohrende Todesschrei des Geistes wäre so schrecklich, daß der Übeltäter auf der Stelle sterben müßte. Die Moral: Man reiße niemals eine Alraune aus dem Mutterboden!

Im Mittelalter schnitzte man aus der Alraune menschenähnliche Glückstalismane. In Frankreich versprach man sich von diesen Wurzelmännchen außerdem auch Reichtum. In Deutschland bot man sie als Glücksbringer an. Der Besitz der Wurzeln wurde als großes Geheimnis gehütet, denn bei Enthüllung drohte die Anklage wegen Hexerei und später der Scheiterhaufen. Zu jenen Zeiten glaubte man allgemein, die Alraunenwurzel wachse unter dem Galgen und habe die Samen von dem Blute der dort Gehängten erhalten.

Lange bevor die Normannen mit Wilhelm dem Eroberer 1066 England in der Schlacht von Hastings für sich gewannen, verehrten die Sachsen die Alraune als Zauberwurzel, welche den Besessenen den Teufel austreiben könnte. Ein englischer Aberglaube will, daß jeder, der die Wurzel anfaßt, den Tod herbeiruft.

Mittelalterliche Hexen vertrauten auf die Wirkkraft der Mandragora, wenn sie übelbringende Zaubersprüche und Verwünschungen aussprachen.

Amarant; *Amarantus blitum*

Man schreibt der Frucht des Amarant eine Stärkung männlicher Potenz zu.

Die Chinesen glauben, daß die Frucht, wenn sie über längere Zeit gegessen wird, die menschliche Intelligenz steigert.

Amberbaum, Chinesischer; *Liquidambar formosana*
Styrax- oder Storaxbalsam; *Liquidambar altingiana*
Liquidambar formosana ist ein Auswuchs des Amberbaumes, der bis zu einem Meter hoch wuchern kann.

Chinesische Bauern haben nach Einnahme kleiner Mengen dieses Stoffes einen Zustand leichten Fieberwahns und erhöhter Libido erlebt; größere Dosen sind giftig.

Das gelbe Harz des Baumes wird innerlich als Schmerzmittel genommen.

Styrax- oder Storaxbalsam *(Liquidambar altingiana)* ist das gehärtete Harz eines kleinen javanesischen Baumes. Es soll das Leben verlängern und dem Körper neue Vitalität verleihen.

Ambra, graue; *Ambre gris (frz.)*
Graue Ambra ist eine wachsartige Substanz, die im Darm des Pottwals vorkommt und von diesem Meeressäuger ausgeschieden wird. Eine einzelne Ausscheidung kann bis zu 300 kg wiegen. In der arabischen, indischen und chinesischen Medizin hat man diese wohlriechende Substanz als Aphrodisiakum und auch zur Behandlung von Herzbeschwerden, gegen übermäßige Harnausscheigung (Diurese), Asthma und einige Darmkrankheiten benutzt. Die Chinesen wandten es außerdem als kreislaufförderndes Mittel und zur Anregung der Samen- und Rückenmarkbildung an. In Indien reichte man 300 mg bis 900 mg zur Linderung allgemeiner Erschöpfungszustände und als krampfstillendes Mittel.

Mittelalterliche Alchimisten verschrieben manchmal 180 mg zur sexuellen Stimulierung und um den Puls zu beschleunigen. In späteren Jahrhunderten benutzten es abendländische Ärzte als herzstärkendes und krampfstillendes Mittel, das sie besonders bei nervösen Leiden und gegen Typhus verschrieben.

Heutzutage benutzt man Ambra im Westen nur noch in der Parfümerie als Duftstoffixiermittel.

Amerikanische Esche; *Fraxinus americana*
Die Indianerstämme aus dem Süden und Osten der Vereinigten Staaten benutzten die Samen dieses Baumes zur sexuellen Stimulierung.

Frauen gab man nach der Geburt einen Infus aus den Blättern des Baumes zu trinken, und man benutzte ferner den Infus aus der Baumrinde zur Appetitanregung und zur Vermehrung der Schweißabsonderung.

Amylnitrit – ein in der Medizin benutztes Anginamedikament Amylnitrit ist verschreibungspflichtig und dient zur Linderung von Asthmaanfällen und zur Kontrolle von Herzmuskelkrämpfen. Es wurde behauptet, daß das Schnupfen oder Schnüffeln kleiner Ampullen, die meist 0,2 Milliliter des chemischen Stoffes enthalten, die erotischen Empfindungen während des Geschlechtsverkehrs intensiviert. Dies soll besonders während des Orgasmus angenehm sein, da es den Höhepunkt verlängert und die Wahrnehmung verstärkt. Das Medikament riecht unangenehm.

Vorsicht! Herzkranke oder Menschen mit pathologischem Blutdruck sollten kein Amylnitrit einatmen.

Butylnitrat, ein ähnliches Produkt, ist nicht verschreibungspflichtig, also freiverkäuflich und wird wie Amylnitrit benutzt.

Anemopaegma; *Anemopaegma arvense*
Ein kleiner Strauch, der in Zentralbrasilien wächst und in diesem Land wegen seiner sexuell anregenden Eigenschaften hochgeschätzt wird.

Apfel, Peruanischer (Giftbeere); *Nicandra physaloides*
Nicandra physaloides gehört zur Familie der Solanazeen oder Nachtschattengewächse und enthält Atropin sowie die für Nachtschattengewächse typischen Alkaloide. Die psychoaktive Pflanze ist in Peru heimisch und besitzt wie so viele andere Rauschmittel, den Ruf, aphrodisisch zu sein.

In Mexiko raucht man die Blätter der Pflanze gegen Asthma. Ein aus den Blättern bereitetes Infus wird manchmal zur Linderung von Geburtsschmerzen gereicht.

Argyreia; *Argyreia nervosa*
Die halluzinogene Schlingpflanze ist in Asien und auf Hawaii beheimatet. Die Samen enthalten Lysergsäureamide und ähn-

liche Alkaloide, die eine aphrodisische oder psychedelische Wirkung hervorrufen können. Der Benützer wird nach Einnahme einen euphorischen Zustand erreichen, dem bald ein angenehmes Kribbeln im ganzen Körper folgt, das etliche Stunden anhält.

Die Samen sind in den Vereinigten Staaten und auf Hawaii käuflich.

Vorsicht! Leberkranke sollen die Samen nicht einnehmen.

Artemisia; *Artemisia keiskiana*
Die Samen der *Artemisia keiskiana*, einem chinesischen Kraut, besitzen den Ruf, männliche Impotenz und Ausbleiben der Regelblutung (Amenorrhöe) zu heilen. Gegen Nachgeburtsschmerzen wird ein Infus aus den Samen benutzt.

Asaron – nahe mit dem Meskalin verwandtes Alkaloid, das aus dem Peyotl-Kaktus gewonnen wird
Personen, die *Asaron* als Rauschdroge eingenommen haben, fühlten sich oftmals sexuell stimuliert.

Vorsicht! Die Wirkung von *Asaron* ist nicht abzusehen und es wird deswegen geraten, es nur vorsichtig zu benutzen. Es kann beruhigend, stimulierend, psychoaktiv oder sexuell anregend wirken, je nachdem, wann, wo und wieviel man davon nimmt.

Asaron ist außerdem in Kalmus (Magenwurz, Deutscher Ingwer) enthalten, der aus dem Mittelmeerraum stammenden gemeinen Gartenpflanze, die sich auch bei uns eingebürgert hat.

Ashvagandha; *Withania somnifera*
Dieser kleine Strauch wächst wild in den wärmeren Gegenden Indiens, kann jedoch auch anderswo angebaut werden.

Die getrocknete und pulverisierte Wurzel des *Ashvagandha* hat narkotische Wirkung, und ist bei diffuser und sexueller Schwäche mit gutem Erfolg eingesetzt worden.

Es lindert ferner rheumatische Schmerzen und kann äußerlich bei Geschwüren und Entzündungen angewandt werden. Sowohl die Wurzel als auch die Blätter weisen antibakterielle und antibiotische Eigenschaften auf.

Atropinsulfat – parasympatholytisches Arzneimittel
Das Alkaloid Atropin kommt in der Tollkirsche, dem Stechapfel, Bilsenkraut und anderen giftigen und halluzinogenen Nachtschattengewächsen vor.

Vorsicht! Ich würde niemandem raten, *Atropinsulfat* zur sexuellen Stimulierung einzunehmen. Es ist sehr toxisch und eine auch nur gering vermehrte Dosis kann tödlich wirken, sei es, daß man die Droge als Narkotikum, psychedelisches Mittel oder als Aphrodisiakum benutzt.

Avocado; *Persea gratissima*
In Mexiko werden die Schale und die Samen der *Avocado* als aphrodisisches/potenzsteigerndes Mittel genossen.

Die Blätter des Baumes werden als Tee aufgebrüht und Frauen mit Menstruationskrämpfen gegeben. Der Tee hilft auch bei Asthma und Bronchitis.

Die geröstete und getrocknete Frucht soll Dysenterie lindern.

Awa-Mohikana; *Piper spp.*
Die *Awa-Mohikana* ist eine auf den Hawaii-Inseln heimische Unterart des Kawa-Kawa-Baumes, der dort ganz allgemein Awa genannt wird. Der starke Trunk, der daraus bereitet wird, soll Schlaflosigkeit bekämpfen, schwindende Kräfte wieder herstellen, verjüngen und auch erotische Empfindungen hervorrufen, die denen des durch den eigentlichen Kawa-Kawa-Baumes *(Piper methysticum* oder Rauschpfeffer) erzeugten ähneln.

Balanophora spp. – ein weibliches Aphrodisiakum
Die Wurzel dieser mongolischen Pflanze wird als ein den weiblichen Geschlechtstrieb anregendes Mittel benutzt.

In der Heilkunde wird die *Balanophora* als darmanregendes und -kräftigendes Mittel benutzt.

Bambus; *Bambusa spp.*
In Indien nimmt man die kieselsäurehaltigen Ausschwitzungen, die sich an den Knoten älterer *Bambushalme* sammeln, als Aphrodisiakum und Stimulans ein. Die Chinesen schreiben ihm

hingegen heilende Wirkung bei Krämpfen und apoplektischen Leiden zu.

Die beinahe ausschließlich aus Kieselsäure (86 %) bestehende Flüssigkeit, die in China als *Tabascheer* (bei uns als *Bambuszukker*) bekannt ist, enthält kleinere Mengen an Calcium, Kalium und Eisen.

Unter dem halben Dutzend verschiedener Bambusarten, die in China zu medizinischen Zwecken benutzt werden, wird die Kan-Chu-Wurzel zur Beruhigung des Uterus (Gebärmutter) und gegen Kindbettfieber verschrieben.

Banisteriopsis; *Banisteriopsis rusbyana*
Die im Amazonasgebiet Südamerikas heimische Liane hat ähnlich der *Banisteriopsis caapi* oder Yajé, Caapi oder Ayahuaska psychedelische und aphrodisische Wirkung.

Die Blätter der Pflanze enthalten DMT (Dimethyltryptamin), eine starke Droge, die den Geschlechtstrieb steigern und psychedelische Erlebnisse hervorrufen kann.

Basilienkraut oder Basilikum; *Ocimum basilicum*
Über das *Basilienkraut*, das oft zur Steigerung der Sinnlichkeit benutzt wurde, gibt es zahlreiche Zaubersprüche und Mythen. In Teilen Neu-Mexikos ist es für Ehefrauen fremdgehender Gatten üblich, Basilikumpulver über seinen Oberkörper zu streuen. Dieses sinnliche Ritual verspricht, den Abtrünnigen wieder auf den ehelichen Weg zurückzuführen.

Die Haitianer glauben, daß das *Basilienkraut* unter dem Schutze Erulies, der haitianischen Liebesgöttin, steht. Um böse Geister zu bannen und Glück sowie Wohlergehen zu beschwören, wird Basilikumwasser im Hause oder in öffentliche Gebäude gesprenkelt.

In der Kräuterheilkunde wird Basilikum gegen Magenleiden, Kopfschmerzen und manchmal gegen Keuchhusten eingesetzt.

Baumwanze (Stinkkäfer) – ein Insektenaphrodisiakum
In der Winterzeit sammelt man in China diese Käfer, die unter Steinen überwintern, und benutzt sie als Aphrodisiaka und sexuelles Tonikum. In der Volksmedizin behandelt man damit

Asthma sowie Nieren- und Milzschwäche. Zur inneren Anwendung werden die Insekten meist pulverisiert und mit Kräutern gemischt.

Baumwollwurzel; *Gossypium herbaceum*
Die Wurzelrinde der *Baumwollpflanze* enthält eine der sexuellen Apathie beider Geschlechter entgegenwirkende Droge. Ferner kann man es als menstruationsförderndes und die Beschwerden während der Geburt linderndes Mittel benutzen. Von diesem Medikament wird behauptet, es sei auch abtreibungsfördernd.

Vor kurzer Zeit haben chinesische Wissenschaftler die erste ungefährliche und sichere Verhütungspille für den Mann entwickelt. Das Medikament, dessen Wirkung als 100 % gesichert gilt, wird aus den Samen und anderen Teilen der Baumwollpflanze hergestellt.

Siehe Baumwollpflanze unter Verhütungsmittel, II. Teil.

Beinwell, Gemeine; *Symphytum officinale*
Diese in Europa und Asien heimische Pflanze besitzt eine nur sehr leichte aphrodisische Wirkung; gelegentlich hat man sie zu diesem Zweck benutzt.

Das Rhizom und die Blätter enthalten die Wirkstoffe.

Der *Gemeine Beinwell* wird bei schlechtheilenden Wunden, Verstauchungen und Knochenbrüchen als Umschlag benutzt. Bei innerlicher Anwendung wird die Durchblutung gefördert. Die haarigen Blätter der Pflanze werden auch wegen der heilenden Wirkung des Beinwell als Salat gegessen.

Man kocht 30 g der zerkleinerten Wurzel 15 bis 20 Minuten lang in einem halben Liter Wasser. Die gewöhnliche Tagesdosis ist dreimal täglich ein Drittel Glas.

Belladonna siehe **Tollkirsche**

Benzoin; *Styrax benzoin, Styrax paralleloneurum*
Das Harz dieses auf Sumatra und Java heimischen Baumes wird seit langem zur Stimulierung des Geschlechtstriebes benutzt.

Benzoin wird als allgemeines Stimulierungsmittel geschätzt.

Das Harz kann eingenommen werden gegen Husten und Bronchitis. Da es wertvolle heilende Eigenschaften besitzt, kann es auf Wunden, Entzündungen, Geschwüre und Tumore aufgetragen werden.

Benzoin wird oft als Bestandteil orientalischer Räucherstäbchen benutzt.

Besenginster; *Cytisus scoparius, Genista canariensis, Spartium junceum*
Die getrockneten Blüten des *Schottischen, Kanarischen* und *Spanischen Ginsters* wirken leicht psychoaktiv und stark aphrodisisch.

Die Aphrodisie kann zwei bis drei Stunden anhalten, nachdem man die getrockneten Blätter geraucht hat. Cytisin, das in drei Arten vorkommt, ist der chemische Wirkstoff.

Ginsterpflanzen und -samen sind leicht erhältlich in den Vereinigten Staaten und Kanada; in den Mittelmeerländern findet man die Pflanze sehr häufig.

Besen-Rauke; *Sisymbrium sophia*
In Iran, Irak und Indien werden die Samen der Besen-Rauke als sexuelles Stimulans verwendet.

Mit Zucker und kaltem Wasser gemischt dienen sie als Mittel gegen Übelkeit.

Betelnuß; *Areca catechu*
Stückchen der Betelnuß werden in ein Betelpfefferblatt *(Piper chavica betel)* gerollt und dann gekaut oder gelutscht, um die Psyche anzuregen.

Der geschmackliche Genuß wird oft dadurch gesteigert, daß man gebrannte Limonelle, das Harz des *Acacia catechu*-Baumes und Gewürze wie Kardamom, Zimt und Muskatnuß hinzufügt.

Die gebrannte Limonelle unterstützt die Freisetzung des Arecolins, einem Wirkstoff aus der gekauten *Betelnuß*. Arecolin stimuliert das Zentralnervensystem und führt zu einem leichten Rausch. Sodann werden die aktiven Eigenschaften der Betelpfefferblätter freigesetzt, die Cadinen, Chavivol, Chavibetol sowie andere chemische Stoffe enthalten.

Ende 1976 verbot das amerikanische Gesundheitsamt jeden weiteren Import der *Betelnuß*. Daraufhin erbat der Abgeordnete im amerikanischen Kongreß, Antonio Won Pat, die sofortige Aufhebung des Verbots mit der Begründung, »jeder vernünftige Mensch könne daraus schließen, daß das Verbot allein deswegen verhängt worden sei, weil (das Kauen der Nuß) ›fremdartig‹ und ›anders‹ sei«.

Das Gesetz ist noch immer auf dem Kontinent, Hawaii, den Virgin Islands und anderen US-Staaten in Kraft.

Bienenpollen – ein potenzsteigerndes Hilfsmittel

Bienenpollen können als allgemeines potenzsteigerndes Mittel benutzt werden, obwohl es kein schnellwirkendes Aphrodisiakum ist.

Es ist eine hervorragende natürliche Nahrung, die viel Vitamine, Mineralstoffe, Proteine und Enzyme sowie andere Substanzen enthält, welche die Sexualhormonproduktion des Körpers anregen. Es ist noch nicht geklärt, wie und warum *Bienenpollen* die menschliche Sexualität beeinflussen können. Roher, unbehandelter Honig – die dunkle Sorte, die man nur selten in den Regalen der Supermärkte findet – wird wegen der *Bienenpollen* im Volksmunde als potenzsteigerndes Mittel gepriesen.

Reine *Bienenpollen* sind in Naturkostläden oder durch den Naturkostversand erhältlich.

Bienenwachs – ein potenzerhaltendes Mittel

Bienenwachs wird für dieselben medizinischen Zustände wie roher, wilder Honig benutzt: um den Alterungsprozeß aufzuhalten, die Potenz zu steigern und die körperlichen sowie geistigen Fähigkeiten zu stärken und zu beleben.

In alten Zeiten wurde Bienenwachs wegen seiner heilenden Eigenschaften hochgeschätzt. Es soll auch Hungergefühle drosseln, wenn es mit der Jujube, der chinesischen Dattel, eingenommen wird. Bienenwachs ist schwangeren Frauen verschrieben worden, die unter Blutungen litten oder deren Fötus falsch lag.

Bilsenkraut; *Hyoscyamus niger*
Die getrockneten *Bilsenkrautblätter* und *-samen* können aphrodisische, halluzinogene und narkotische Wirkung haben.

In früheren Jahrhunderten und bis spät ins Mittelalter machten sich Quacksalber, Zauberer und Kräutersammler für so manchen Toten verantwortlich, dem sie verschiedene Liebeselixiere mit Bilsenkraut verabreicht hatten.

Man sagt, Hexen und Zauberer streuten es in ihre teuflischen Gebräue, während sie krächzend um ihre zischenden Kessel tanzten. Und Hexenmeister rieben sich mit Salben ein, die aus Bilsenkrautblättern gemacht wurden.

Einem griechischen Mythos zufolge wurden die Toten nach Eingang in die Unterwelt mit einem Kranz aus *Bilsenkraut* gekrönt.

Die Wurzeln und frischen Blätter werden seit alters her von der Kräuterheilkunde benutzt. Doch man befand sich jedesmal in Lebensgefahr, wenn das Bilsenkraut nicht von geschulten und in der Dosierung kundigen Personen ausgeteilt wurde.

Vorsicht! Ich möchte nachdrücklich vor jeglichem Selbstversuch warnen – die Pflanze ist zu giftig!

Bilsenkraut, Ägyptisches; *Hyoscyamus muticus*
In Indien und ganz besonders in Kashmir ist die Wirkung dieser Pflanze noch stärker als jene der in Europa und Nordamerika bekannten Bilsenkraut-Arten.

Die Blätter werden wegen ihrer stimmungsändernden und aphrodisischen Eigenschaften geraucht.

Bittere Springgurke oder Balsambirne; *Momordica charantia*
Chinesische Kräuterkundler empfehlen die Samen der *Bitteren Springgurke* zur Stärkung der männlichen Sexualorgane.

Die in Mexiko heimische aphrodisische *Winde Momorida* entspricht der in China und den benachbarten Ländern wachsenden *Momordica charantia.*

Die mexikanische Art ist der wildwachsenden Gurke, *Echinocystis lobata,* nahe verwandt. Ihre Wurzeln werden trotz der bis heute noch nicht anerkannten aphrodisischen Wirkstoffe verwendet.

In den Vereinigten Staaten ist die Winde legal käuflich.

Blutkraut, Kanadisches; *Sanguinaria canadensis*
Dieses milde Aphrodisiakum, das man vor allem als Wurzelinfus zu sich nahm, ist so gefährlich, daß es nicht ratsam ist, sich mit dieser Pflanze sexuell zu stimulieren.

Vorsicht! Die toxischen Stoffe dieser Wurzel sind viel stärker als die aphrodisischen. Das Infus aus der Wurzel hat sich auch als gutes menstruationsförderndes Mittel erwiesen.

Das Blutkraut enthält chemische Stoffe, die jenen im Opium gefundenen ähnlich sind: Sanguaranin, Chelerythrin sowie andere Alkaloide. Es ist noch nicht sicher, ob dieses Mitglied der Mohn-Familie Morphin enthält.

Boerhavia; *Boerhavia diffusa*
Alle Teile der indischen *Boerhavia* enthalten Punarnavin. Das pulverisierte Rhizom wird auf die Fußsohlen gestrichen, um den Samenerguß zu verzögern. Dieser Brauch, den Liebesakt zu verschönern, mag auf Menschen westlicher Kultur befremdend wirken, doch wird er von den Heilkundigen vieler asiatischer Länder geschätzt.

Borax (borsaures Natron); *Sodium tetraborate*
Diese chemische Verbindung wurde jahrhundertelang in mehreren Ländern als Aphrodisiakum benutzt. Ich möchte jedoch vom Genuß abraten, da es in unsicheren Händen eine höchst kaustische und gefährliche Droge ist, deren Wirkungen an jene der Spanischen Fliege, des Spanischen Pfeffers (Capsicum) sowie der verschiedenartigen Ölkäfer heranreicht.

Nicholas Venette, ein schriftstellernder Arzt des 17. Jahrhunderts, hat über Borax in seinem *Tableau de l'Amour conjugal* folgendes zu sagen:

»Geläuterter Borax gehört zu jenen Mitteln, die die Begierde wecken ... Und wenn Fallopius, le Lobel, Rodriguez a Castro und Mercuriel es erfolgreich gegen Frauenleiden einsetzten, so sollten wir es nicht verachten. Und wenn Mercuriel uns versichert, daß es stark auf die geschlechtlichen Triebe sowohl der Frauen als auch der Männer wirkt, die Männer sogar in einen Zustand der Weibstollheit versetzt, falls übermäßig genossen, so sollten wir seinem Rat folgen und dieses Mittel nur genügsam anwenden ...«

Brechnuß; *Strychnos nux vomica*
Die Samen des *Strychnosbaumes* enthalten Strychnin, ein Stimulans; man benutzt sie zur Behandlung temporärer Impotenz und von Herzbeschwerden.

Strychnin, das mitunter als Aphrodisiakum, wenn auch ein unangenehmes, klassifiziert wird, stimuliert den Beckenbereich. Es beschleunigt die Blutzirkulation, was meist sexuelle Erregung hervorruft.

Vorsicht! Strychnin ist sehr giftig, und es hat sich so mancher schon mit einer ärztlich überwachten und verschriebenen Dosierung vergiftet. Strychninvergiftung führt zu Krämpfen und Lähmung der Atemwege und so, falls nicht sofort ärztlich behandelt, zum Tode wegen Erstickung. Diese Droge sollte nur unter ärztlicher Betreuung eingenommen werden.

Breitling
Kleiner Speisefisch, der in Japan, China und in den benachbarten Gegenden als Tonikum zur Regulierung der inneren Organe gegessen wird und, »um die Menschen glücklich zu machen«. Strenggenommen hat der Breitling nichts mit Sexualität zu tun, doch ich habe ihn deswegen hier aufgenommen, weil er Menschen glücklich machen soll.

Brennesselflagellation
Diese Flagellation, die sich von der üblichen nur darin unterscheidet, daß sie Brennesseln anstelle von Ruten als Instrument vorsieht, erfolgt durch wiederholtes Schlagen der Haut mit *Brennesselstengeln*.

Indem man den Beckenbereich mit *Brennesseln* schlägt, wird die Blutzirkulation aktiviert, der Körper aufgewärmt und die Nervenenden werden sensibilisiert.

Der Brauch des *Brennesselschlagens* vor dem Sexualakt ist uralt. Die Griechen und alten Römer pflegten ihn und gaben die Sitte an das restliche Abendland weiter. Im 16. Jahrhundert erwähnte es der französische Humorist und Satyriker François Rabelais in seinen Schriften als Mittel sexueller Anregung.

Obwohl die Flagellation noch heute praktiziert wird, ist mir keine moderne Anwendung der Brennesselreizung bekannt.

In früheren Zeiten benutzte man diese Methode zuweilen als Behandlung von Lähmungen – anscheinend mit gutem Erfolg.

Bromocriptin – ein prolactinhemmendes Arzneimittel
Europäische Wissenschaftler haben ein neues Mittel entwickelt, das innerhalb von zwei bis fünf Monaten die Samenproduktion des Mannes und die Menstruation der Frau wieder aktiviert.

Im August 1977 berichtete *Chemical and Engineering News,* eine Veröffentlichung der American Chemical Society, Dr. Andrea Genazzani von der Universität Siena habe gefunden, daß *Bromocriptin* den Geschlechtstrieb wieder herstelle und »zur Aufnahme normaler sexueller Aktivität führe«.

Dr. Genazzani berichtete, man habe die Wirkung des Mittels bei Frauen getestet, die noch nie einen Monatsfluß erlebt hatten und bei solchen, deren Regel schon seit Jahren schwach oder völlig verschwunden war. Der normale Monatszyklus setzte 22 Tage bis vier Monate später wieder ein. Als angenehme Nebenwirkung empfanden die Frauen, daß sie sich weniger depressiv fühlten.

Bromocriptin hemmt eine übermäßige Prolactinsekretion. Prolactin ist ein hypophysäres Hormon. Die Sekretion senkt den Steroidspiegel, d. h. die Menge vorkommender Sexualhormone.

Dieses Arzneimittel wird zur Verhinderung der nachgeburtlichen Milchproduktion verschrieben. Es wurde außerdem versuchsweise zur Behandlung des Parkinsonsyndroms eingesetzt.

Burra Gokeroo; *Pedalium murex*
Die Samen dieser indischen Pflanze werden seit Jahrhunderten als männliche potenzsteigernde Mittel benutzt. Sie dienen auch als Mittel gegen Spermatorrhöe und Irritation der Harnröhre.

In der allgemeinen Kräuterkunde wird *Burra Gokeroo* als Diuretikum, krampflösendes und -linderndes Mittel beschrieben. Das Infus wird bereitet, indem man einen Kaffeelöffel der Samen für zwanzig Minuten in ¼ l kochendem Wasser ziehen läßt. Die gewöhnliche Dosis ist zehn bis zwanzig Tropfen der gefilterten Flüssigkeit, dreimal täglich.

Calea; *Calea zacetechichi*
Calea ist vor allem eine psychedelische Pflanze. Wie bei so vielen Halluzinogenen bergen ihre Blätter auch aphrodisische Eigenschaften.

30 g getrocknete Blätter, die man mit einem halben Liter kochenden Wassers überbrüht und zwanzig Minuten ziehen läßt, stellen die kleinste aphrodisierende Dosis.

Mexikanische Indianer benutzen die *Calea* zum Wahrsagen. In der mexikanischen Volksmedizin wird sie außerdem bei Koliken und fieberhaften Erkrankungen verwendet.

Catharanthus; *Catharanthus lanceus*
Catharanthus lanceus ist eine in den Vereinigten Staaten heimische, Yohimbin enthaltende Pflanze. Yohimbin verleiht dieser Pflanze die psychedelische Wirkung.

Vorsicht! *Catharanthus* ist wegen seiner euphorischen und aphrodisischen Wirkung benutzt worden, doch die Nachwirkungen der sexuellen Stimulierung können Trübsal erzeugend sein; längerer Genuß oder Gewöhnung können Körper und Geist schaden.

Chchi-Chi – ein Insektenaphrodisiakum
Chchi-Chi ist ein bolivisches Insekt, das am Ufer des Rio Sanchez in der Provinz von Camaco lebt.

Die Landbevölkerung sammelt die Insekten ein und verkauft sie in den naheliegenden Städten.

Geröstete *Chchi-Chi* werden als sexuelles Tonikum und starkes Aphrodisiakum angeboten und verkauft. Die Schulmedizin benutzt dieses Insekt als Mittel gegen die Höhenkrankheit.

Chilcuan; *Heliopsis longipes*
Die Wurzel dieser mexikanischen Pflanze aus der Familie der Sonnenaugen besitzt aphrodisische Eigenschaften, obwohl dieses Heilkraut selten als sexuelles Stimulans erwähnt wird.

Chilcuan wächst in Nordmexiko – in dem nun von den Chichimeka-Indianern bewohnten Gebiet. Die Stammesmänner bereiten ein Dekokt aus der Wurzel als Rauschmittel oder betäubendes Medikament.

Zahnschmerzen werden beinahe sofort gelindert, wenn man ein Stück der Wurzel kaut.

Chinesisches Mutterkraut; *Chrysanthemum sinense*
Die Blüten werden in China als Vitalität erhaltendes Mittel hochgeschätzt. Die Blüten werden mit Wein vermischt und dann gefiltert gegen verschiedene Beschwerden – wie Nervosität – eingenommen.

Der von den Blüten gesammelte Tau soll angeblich die gleiche belebende Wirkung haben.

Die Blüten enthalten Wirkstoffe (Chrysantheon), die wegen ihrer spasmolytischen (krampflösenden) Eigenschaften Menstruationsbeschwerden lindern und die ausbleibende Regelblutung (Amenorrhöe) herbeiführen können.

Ch'it; *Thrinax wendlandiana*
Thrinax wendlandiana wächst auf der mexikanischen Halbinsel Yukatan. Die Pflanze wird für sexuelle Schwächezustände verwendet. Die einheimische Bevölkerung schreibt der Pflanze eine Verjüngung der Sexualorgane zu.

Ch'it soll angeblich die Brustdrüsen vergrößern. Man hat es ferner erfolgreich bei Beschwerden der Atemwege wie Asthma und Bronchitis eingesetzt.

Colanuß; *Cola nitida*
Die *Colanuß* steigert nicht so sehr die Liebeslust, sondern stimuliert eher und putscht auf.

Sie enthält Colanin und Theobromin sowie eventuell andere, bis jetzt noch nicht entdeckte, chemische Wirkstoffe.

Von dem Cola-Gehalt der sogenannten Cola-Getränke kann man keine derartige Wirkung erwarten. Das reine Produkt wird man von einer Kräuterhandlung beziehen können. Einige bieten ganze Colanüsse an, doch meist wird es als Pulver verkauft.

Zur Einnahme mische man einen Teelöffel Colapulver mit einer Tasse heißen Wassers.

Herzkranke sollten kein Colanin einnehmen, da dies ähnlich wie Koffein wirkt.

Cordyceps; *Cordyceps sinensis*
Cordyceps sinensis stammt aus China und dem südlichen Tibet. Es handelt sich dabei um einen parasitären Pilz, der auf der Pupa, einer einheimischen Raupenart, wächst. Er wird in beiden Ländern als sexuelles Stimulans und Verjüngungsmittel benutzt.

Cordyceps ist ein ziemlich unbekanntes potenzsteigerndes Mittel; die belebende und aufbauende Wirkung soll jener des Ginsengs ähnlich sein – es ist zumindest ebenso teuer.

Cundeamor (Bittere Springgurke); *Mormordica charantia*
Die Wurzel der *Bitteren Springgurke* wird in Mexiko als die Liebeslust anregendes Mittel benutzt. Der spanische Name *cundeamor* bedeutet: »die Liebe verkündend«.

Cuscuta; *Cuscuta chinensis, Cuscuta japonica*
Die bräunlichen Samen der chinesischen sowie japanischen *Cuscuta* werden wegen ihrer aphrodisischen Eigenschaften angewandt.

Über längere Zeit eingenommen, sollen sie den Körper beleben und das Leben verlängern, schweißtreibend, tonisch und lindernd wirken.

Damiana; *Turnera aphrodisiaca*
Die Blätter der *Damiana* werden in Mexiko und dem Südwesten der Vereinigten Staaten seit langem als Mittel zur Wiederherstellung der Potenz eingesetzt. Die Pflanze ist in beiden Staaten heimisch, wird indes auch anderswo verkauft.

Die *Damianablätter* sind wegen ihrer aphrodisischen und tonischen Wirkung viel gerühmt worden. Ihr lindernder Effekt bei männlicher Impotenz wird geschätzt. Die Pflanze enthält einen bisher nicht isolierten Stoff, der in höherer Dosis den gewünschten Erfolg herbeizuführen scheint: Man nehme einen Teelöffel der Blätter auf eine Tasse kochenden Wassers ein- bis zweimal täglich. Die Blätter sind heilsam bei Nierenbeschwerden. In Brasilien benutzen die Einheimischen *Turnera opifera* und *Turnera ulmifolia*, zwei verwandte Arten, als Tonikum.

Dimethylsulfoxid; *DMSO*
DMSO wird aus dem Zellstoffrückstand, einem Nebenprodukt der Holzindustrie, gewonnen. Es handelt sich dabei um eine der wenigen Drogen, die beinahe sofort durch die Haut absorbiert werden. Bei männlicher Impotenz wird das Auftragen einer kleinen Menge auf das männliche Organ in kürzester Zeit den gewünschten Erfolg herbeiführen.

DMSO ist als schmerzlinderndes und muskelentspannendes Mittel benutzt worden. In den Vereinigten Staaten ist es außer in Oregon verboten worden, wo es vor nicht allzu langer Zeit für medizinische Zwecke freigegeben wurde. Eine überhöhte äußerliche Anwendung der Droge kann Nieren-, Leber- und Augenschäden verursachen. In Kanada ist es verschreibungspflichtig und wird für die Behandlung von Hautkrankheiten benutzt.

Vorsicht! *DMSO* sollte nur unter ärztlicher Kontrolle angewendet werden.

Einige Arzneimittelfirmen stellen für tierärztliche Verwendungszwecke standardisierte Qualitätsprodukte des *DMSO* her.

Dimethyltriptamin; *DMT*
DMT ist ein aus den gemütsverändernden Pflanzen *Virola calophylla* und *Piptadenia peregrina* hergestelltes psychedelisches Schnupfpulver. Diese Pflanzen prädisponieren neben den Rauschzuständen meist auch zu sexueller Erregung.

DMT ist in den Vereinigten Staaten verboten, in Kanada rezeptpflichtig. Doch weiß man noch sehr wenig über diese Droge.

Donana-Kaktus; *Coryphantha macromeris*
Dieser kleine, stachelige Kaktus aus Nordmexiko und dem südlichen Texas enthält Macromerin, eine psychotrope und sexuell stimulierende Substanz, die dem Meskalin ähnelt, bei gleicher Menge jedoch nur ein Fünftel dessen Wirkkraft besitzt.

Gewöhnlich werden sechs bis zehn frische oder getrocknete Donana-Kakteen auf leeren Magen genommen. Man kann den Kaktus kauen oder ihn für ungefähr eine Stunde in kochendes Wasser legen; die gekühlte Flüssigkeit kann sodann als berauschendes Aphrodisiakum getrunken werden.

Dong Quai – ein Frauentonikum
Im Orient wird *Dong Quai* den Frauen zur allgemeinen Kräftigung und Verjüngungstherapie verschrieben wie Ginseng den Männern; das Tonikum erweist sich für beide Geschlechter als wohltuend, sofern es über längere Zeit eingenommen wird. Es handelt sich hier nicht um ein schnellwirkendes Aphrodisiakum, sondern um ein aufbauendes Sexualtherapeutikum.

Das ziemlich teure *Dong Quai* ist in orientalischen Kräuterläden der Vereinigten Staaten und Kanadas erhältlich. Drogerien und Apotheken werden dieses Mittel nur selten führen.

Drehwurz oder **Wendelorche;** *Spiranthes autumnalis*
Die knollige Wurzel dieser Pflanze aus der Familie der Orchideen stand ehemals in hohem Ansehen wegen ihrer aphrodisischen Wirkkraft. Die Pflanze wächst in den meisten Ländern Europas wild.

In der modernen Homöopathie wird die Tinktur aus der *Drehwurz* bei Augenleiden, Hautkrankheiten und Körperbeschwerden angewandt.

Duftende Minze; *Calamintha graveolens*
Die Samen dieser Minzenart werden als Aphrodisiakum und allgemeines Anregungsmittel benutzt.

Calamintha wächst in Syrien, Irak, Kleinasien und dem Mittelmeerraum.

Duftstoffe
Mythen und Legenden, die sich mit der sexuellen Beziehung zwischen Mann und Frau beschäftigen, haben zu jeder Zeit großes Interesse geweckt. In diesem Zusammenhang haben Wohlgerüche eine wichtige Rolle gespielt, weil sie das Zentralner-

vensystem stimulieren, welches wiederum die Sinnlichkeit steigert. Dies bedeutet, daß man sie im gewissen Sinne als Aphrodisiaka einreihen kann.

Seit Menschengedenken haben beide Geschlechter, um ihre Sexualpartner anzureizen, Parfüms, Duft- und Riechstoffe oder wohlriechende Essenzen gebraucht. Diese Düfte sind sowohl für das männliche als auch weibliche Riechorgan angenehm, und sie lassen eine Ouvertüre jener Sinneslüste – zumindest *fantasierter* Wonnen – anklingen, die folgen mögen.

Wohlriechende Duftstoffe waren bei den Ägyptern, Griechen und Römern beliebt, und man scheute sich auch nicht im Mittelalter davor, sie als Mittel sexueller Verführung, die eventuell zur Eroberung führte, einzusetzen. Man benutzt sie noch heute zu genau demselben Zweck. Obwohl man im allgemeinen Sprachgebrauch das »Erobern« dem Manne und das »Verführt-Werden« der Frau zuschreibt, mag dies oft umgekehrt der Fall sein.

Psychologisch interpretiert, mag ein Mann, der einer Frau Parfüm schenkt, sie bitten, ihn sexuell zu verführen.

Kritische Kenner guter Düfte behaupten, daß die besten Parfüms aus rein natürlichen Stoffen hergestellt werden: jene, die aus den ätherischen Ölen des exotischen Sandelholzes, des Patschuli, Veilchens, der Rosen, des Vanillestrauches, Jasmins, Olibdanums und vieler anderer wilder Blumen gewonnen werden. Es gibt einen Duft für jeden Geruchssinn: delikate und starke, leichte und berauschende. Davon reichen ein, zwei Tropfen, um den gewünschten Effekt zu erzielen. Die Gefahr liegt allein in der Überdosierung, denn ein Zuviel wirkt leicht abstoßend.

Im türkischen Volksglauben hat man einer Mischung aus Myrrhe, Moschus, Rosenwasser, Kampfer und Olibdanum aphrodisische Eigenschaften nachgesagt. Diese Mischung wird direkt auf die Haut oder die Kleidung, zuweilen auf beide, aufgetragen.

Düfte haben nicht nur für den Menschen den Wert sexueller Reizsignale: Säugetiere und Insekten sprechen auf ähnliche Signale an. Schmetterlinge strömen einen Duft aus, der angenehm genug ist, um einen Partner derselben Gattung und anderen Geschlechts anzuziehen. Hündinnen sowie Wolf- und Fuchsweibchen strömen ihre arttypischen Düfte aus.

Durian; *Durio zibethinus*

Diese stark riechende, große und stachelige Frucht des in Malaysia und Südostasien heimischen *Durian-* oder *Zibet-Baumes* ist wegen ihrer aphrodisischen Wirkung berühmt. Wegen des berauschenden Effektes der Frucht soll man, nachdem man sie gegessen hat, keinen Alkohol trinken, rät der südostasiatische Volksmund.

Da *Durian* äußerst unangenehm riecht, erlaubt sie die Malaysische Fluggesellschaft nicht an Bord, und es gibt so manchen Hotelbesitzer, der die Frucht nicht über die Schwelle seiner Herberge kommen läßt.

Und doch ist der Geschmack der Frucht köstlich: das sahnig zarte Fruchtfleisch erinnert an den Genuß der verschiedensten Köstlichkeiten, die man alle auf einmal zu verzehren glaubt. Je mehr man davon ißt, sagt man, um so größer wird das Verlangen danach. *Durian* kann roh oder gekocht als Gemüse gegessen werden. Die Malaysier machen Marmelade daraus oder benutzen es kommerziell für Speiseeis.

In Malaysia werden die Wurzeln als fiebersenkendes Mittel und die ins Badewasser getauchten Blätter als Kur für Gelbsucht benutzt.

Echter Hafer; *Avena sativa*

Roher Hafer ist besonders hilfreich zur Kräftigung in Fällen sexueller Erschöpfungszustände. Die Medizin hat Hafer als Mittel gegen Spermatorrhöe und als uterines Tonikum eingesetzt.

Roher Hafer wird mitunter in Wasser aufgeweicht, meist aber zu einem Alkohol verarbeitet. Gewöhnlich benutzt man 120 g gemahlenen Hafer auf einen halben Liter alkoholischen Getränks (Branntwein, Whisky, Rum, Grappa usw.). Man lasse diese Mischung 48 Stunden stehen, seihe sie dann ab und nehme drei- oder viermal täglich fünfzehn bis vierzig Tropfen dieses Extraktes.

Die Körner enthalten Stoffe, die sowohl auf das Herz als auch die Harnwege heilend und kräftigend wirken und besitzen angeblich nervenstärkende, stimulierende als auch spasmolytische Eigenschaften.

Einbeere, Vierblättrige; *Paris quadrifolia*
Die *Vierblättrige Einbeere* ist in Europa und Rußland heimisch.

Größere Mengen der Pflanze sollen eine aphrodisische Wirkung haben; kleinere Mengen wirken narkotisch, da sie den Wirkstoff Paradin enthalten.

Elaphomyces; *Elaphomyces granulatus*
Der *Elaphomyces granulatus* ist einer der wenigen aphrodisischen Pilze.

Diese Art, die man manchmal auch *Falsche Trüffel* nennt, wird mitunter als euphorisch/halluzinogenes Mittel benutzt, ist jedoch ein vorwiegend sexuelles Stimulans, dessen Wirkstoff bis dato noch nicht isoliert werden konnte.

Empfindliche Pflanze – siehe **Mimosen**

Eruca-Senf; *Brassica eruca*
Brassica eruca ist in Italien heimisch, wächst aber auch in Mitteleuropa. Die Eigenschaften dieser Pflanze, Kräfte zu erneuern und die Geschlechtsorgane zu verjüngen, ist in so manchem Gedicht und von so mancher Legende zelebriert worden.

In alten Zeiten war *Brassica* Priap geweiht, dem Gott männlicher Fortpflanzungskräfte und Sohn des Dionysos und der Aphrodite. Zu Fuße einer jeder Statue Priaps pflanzte man Senf an.

Der römische Dichter Vergil rühmte die *Eruca,* die »den Appetit anregt«.

Es ist uns eine Geschichte von einigen Mönchen überliefert worden, denen befohlen wurde, die in ihrem Klostergarten wachsende *Eruca* täglich zu verzehren,. damit sich ihr Gemüt aufheitere und sie das Leben positiver betrachten lernten. Die treuen Mönche erfreuten sich wahrlich einer bemerkenswerten Aufheiterung – die Pflanze wirkte so stimulierend auf die Brüder, daß sie sich in die Arme der Ortsdamen flüchteten.

Zur sexuellen Stimulierung kann die ganze Pflanze roh gegessen werden. Das Kochen der *Eruca* würde die aphrodisische Eigenschaft mindern oder zerstören.

Erythroxylum; *Erythroxylum catuaba, Erythroxylum vacciniifolium*
Die Eingeborenen von Ceará benutzen die gewöhnlich klein geschnittenen und gemahlenen Rinden dieser beiden brasilianischen Sträucher, und machen mit Zuckerrohrbranntwein daraus ein Infus, das sie zur sexuellen Stimulierung trinken.

Estradiol – weibliches Sexualhormon
Estradiol ist ein natürliches weibliches Sexualhormon. Als Droge soll es die Sexualfunktionen der Frau regulieren und verbessern.

Feld-Thymian; *Thymus serpyllum*
Dieses Kraut aus der Familie der Labiatae, zu der u. a. die Pfefferminze und der Ysop oder das Essigkraut gehören, wird im Englischen auch ›Mother of Thym‹ und bei uns *Wilder Thymian* genannt.

Ein Infus aus dem getrockneten Kraut kann auf die Geschlechtsorgane des Mannes und der Frau leicht stimulierend wirken.

Insofern dieses Kraut diuretische und spasmolytische Eigenschaften besitzt, wird es von der Kräuterheilkunde als menstruationsförderndes Mittel benutzt. *Wilder Thymian* war auch ein beliebtes Hustenmittel und wurde bei Kopfschmerzen und zur Stärkung der Verdauung eingenommen.

Man überbrüht 30 g des getrockneten Krautes mit einem halben Liter kochenden Wasser und läßt es zwanzig Minuten lang ziehen. Die gewöhnliche Dosierung ist mindestens drei- bis viermal täglich ein Eßlöffel des durchgeseihten Abgusses.

Fenchel, Wilder; *Foeniculum vulgare*
Das Öl des *Wilden Fenchels,* oft nur *Fenchel* genannt, enthält Estragol, eine Substanz, welche dieses gewöhnliche Kraut in eine leichte Rauschdroge und, bis zu einem gewissen Grad, in ein Aphrodisiakum verwandelt. Jedoch vermögen die winzigen Mengen, die man von diesem Gewürz normalerweise in der Küche benutzt, diese Wirkungen kaum hervorzurufen.

In der griechischen Mythologie heißt es von diesem Kraut, es verleihe Kraft, Mut und ein langes Leben.

Im Mittelalter assoziierte man *Fenchel* mit Trübsinn, wie in dem Ausdruck: »Fenchel säen ist wie Trauer säen.« »Fenchel geben« bedeutete, daß die Komplimente geheuchelt waren.

Flagellation

Es gibt Leute, welche die *Flagellation* als ganz normale sexuelle Stimulierung betrachten, andere wieder, die darin eine Abartigkeit oder Perversität erblicken. Wie immer auch, das starke und rhythmische Schlagen des Gesäßes sowie der Schenkel kann die Geschlechtsorgane durchbluten und in einem empfänglichen Individuum erotische Empfindungen hervorrufen.

In der Vergangenheit war die *Flagellation* als Mittel zur Schärfung und Steigerung der sexuellen Lust, aber auch zur Bekämpfung verschiedener Beschwerden beliebt. Sklavenhändler schlugen ihre »Arbeitskräfte«, um den Wert ihres Besitzes zu erhöhen und Hautunreinheiten und Wunden zu beseitigen, um so für ihre »Ware« einen besseren Preis zu erzielen.

Der römische Philosoph Seneca betrachtete die *Flagellation* als durchaus akzeptables Mittel gegen Schüttelfrost. Tommaseo Campanella (1568–1639), der italienische Mönch und Philosoph, verschrieb starke Hiebe, um Darmverstopfungen zu beseitigen. Mittelalterliche Ärzte schlugen ihre Patienten, um deren Blutzirkulation und Muskeltonus zu erhöhen.

Man behauptet, Tamerlan der Mongolenkrieger, dessen Eroberungen im 14. Jahrhundert von der Wolga bis zum Persischen Golf reichten, habe vor jeder Liebesnacht mit einer Frau der Flagellation bedurft.

Die *Flagellation* wird heute immer noch praktiziert. Da sie die Durchblutung stimuliert, den Körper ins Schwitzen bringt und vor allem in Körperteilen neben den wichtigsten erogenen Zonen die Körpertemperatur ansteigen läßt, vermittelt diese Praktik zwischen den physischen und nervösen Funktionen der untersten Rückenbereiche.

Gewöhnlicherweise wird die *Flagellation* mit Weidenstöcken

oder anderen Ästen ausgeführt; man kann jedoch auch Nesseln benutzen, was dann zu brennenden Empfindungen führt.

Siehe Brennesselflagellation.

Fliegenpilz; *Amanita muscaria*

Mit Alkaloiden wie Skopolamin, Hyoscyamin, Muskarin und verwandten Verbindungen ist der berühmte *Amanita muscaria* verständlicherweise ein halluzinogener Pilz, der auch erotische Empfindungen hervorrufen kann.

Sofern ich weiß, liegen noch keine Laboruntersuchungen vor, die die aphrodisischen Eigenschaften dieses Pilzes erforscht hätten, doch es erscheint verständlich, daß die psychoaktiven Stoffe auch für die potenzsteigernde Wirkung verantwortlich sind.

Vorsicht! Dieser Pilz ist gefährlich wegen seiner starken Wirkung und vor allem, weil er anderen hochgiftigen Amanitaarten ähnelt, so dem Pantherschwamm *(Amanita pantherina)*, dem tödlichen Grünen Knollenblätterpilz *(Amanita phalloides)*, dem weißen Knollenblätterpilz *(Amanita verna)* und *Amanita virosa*. Es kann tödliche Folgen haben, wenn man anstelle des *Amanita muscaria* einen dieser anderen Pilze findet und ißt.

Außer den oben erwähnten Stickstoffverbindungen von *Amanita muscaria* wurde Muscimol als dasjenige Alkaloid bestimmt, welches den Rausch hervorruft und unverändert in den Urin übergeht. Außerdem enthält der Pilz Muscazon und Muskarin.

Der allgemeine Name *Amanita muscaria, Fliegenpilz,* wird auf den alten Brauch zurückgeführt, den Pilz auf einen flachen Teller zu legen und damit Fliegen anzulocken, zu betäuben oder zu töten.

Heutzutage gibt es keine kommerzielle Verwendung des *Fliegenpilzes.*

Vor Tausenden von Jahren verehrten die Arier, die Indien erobert hatten, die Soma-Pflanze, deren Saft sie während ihres religiösen Rituals tranken.

Es ist wahrscheinlich, daß *Amanita muscaria* mit der heiligen Soma-Pflanze identisch ist, deren Verwendung und Wirkung viele Hymnen des ältesten und wichtigsten heiligen Buches der

Hindu, dem *Rig-Veda*, gewidmet sind. Die Ähnlichkeit wird dadurch untermauert, daß der alte Text auf den zeremoniellen Genuß des Urins verweist, der die Essenz der Pflanze enthält. Dies ist im Einklang mit dem Brauch fliegenpilzverehrender Völker, die wie die Kamtschadalen, Korjaken und Tschuktschen Sibiriens den Urin sammeln und trinken.

Flußbarbe – ein Aphrodisiakum
Das Fleisch der *Flußbarbe* soll den Speichelfluß und die Ausscheidung des menschlichen Körpers anregen. In China schätzt man es als leichtes Aphrodisiakum. Der Genuß großer Mengen dieses Fisches kann jedoch zu Ekzemen und ähnlichen Hautleiden führen.

Fo-ti-tieng; *Hydrocotyle asiatica minor*
Seit Jahrhunderten hat man in Asien die Blätter der *Hydrocotyle asiatica minor,* die manchmal auch *Asiatische Wassernabel* genannt wird, zur Verlängerung des Lebens und Kräftigung der Liebesfähigkeit benutzt.

In Nordamerika haben unternehmungslustige Forscher herausgefunden, daß die Einnahme größerer Mengen der getrockneten Blätter als schnell wirkendes Aphrodisiakum gebraucht werden kann.

Jules Lépine, ein französischer Biochemiker, entdeckte, daß die Pflanze ein Alkaloid enthält, welches das Gehirn, die Nerven und die endokrinen Drüsen verjüngen kann und anscheinend sogar die Nebennierendrüsen zu stimulieren vermag.

Als Lebenselixier nehme man eine kleine Dosis, ungefähr einen halben Teelöffel der zerstoßenen Blätter, und überbrühe sie mit einer Tasse heißen Wassers.

Kaut man täglich ein paar Blätter, wirkt sich dies durch allgemeine Stärkung aus; zur Behandlung der Libido sollte die Dosis verdoppelt werden. Ähnlich dem Ginseng ist *Fo-ti-tieng* eine der wenigen stimulierenden Drogen, die keine Kumulation bewirken, d. h. sie führen nicht zu einer Speicherung der Wirkstoffe, die nach einer gewissen Zeit eine Vergiftung auslösen könnte.

Man kann diese Droge bei den meisten größeren Kräuterhäusern bestellen; Baumschulen exotischer Pflanzen führen mitunter junge Pflänzchen.

Fugu – ein gefährliches Aphrodisiakum
Diese Droge, die aus den Hoden des giftigen Kugelfisches hergestellt wird, ist deswegen so gefährlich, weil ihre toxischen Substanzen die Arm- und Beinnerven betäuben, einen plötzlichen Kräfteverfall oder Kollaps verursachen und sogar den Tod herbeiführen können. Bislang hat man noch kein Gegenmittel gefunden, welches man denen verabreichen könnte, die so leichtsinnig waren, dieses Präparat einzunehmen. In Japan sterben jährlich 250 bis 300 Menschen nach Einnahme des *Fugu*.

Gartenkresse; *Lepidum sativum*
In Persien werden die Samen der *Gartenkresse* als aphrodisisches, kräftigendes sowie harntreibendes Mittel benutzt. Die Pflanze wird bis weit nach Tibet hinein angebaut.

Geißblatt, Chinesisches; *Lonicera japonica*
Es wird behauptet, daß die Einnahme der Blüten, Blätter und der *Geißblattrebe* über längere Zeit die allgemeine und auch sexuelle Vitalität steigern und das Leben verlängern kann.

Gelbrandkäfer (Wasserkäfer)
Der Gebrauch des pulverisierten, getrockneten Insekts in der chinesischen Kräuterheilkunde hat zu einer Verzögerung des Samenergusses geführt, was dieses Pulver in den Status eines Liebesmittels erhob.

Die Insekten, die man nur schwerlich im Handel finden wird, sind Bestandteil der chinesischen Volksmedizin.

Gemüse- und Fruchtsäfte – eine Verjüngungskur
Der Saft roher Früchte, Gemüse und Kräuter enthält den biologischen Nährwert der Pflanze selbst ohne die Faserstoffe, die in manchen Fällen unerwünscht sind.

Säfte sind für sich betrachtet keine Aphrodisiaka oder potenzsteigernden Mittel; insoweit sie die zur Erhaltung der Gesundheit nötigen Vitamine, Mineralstoffe, Enzyme sowie Aminosäuren enthalten, können sie ihrerseits den sexuellen Tonus des Körpers heben.

Da schon ganze Bücher über die Wirkung frischer Säfte geschrieben wurden, möchte ich mich hier auf einige wesentliche Angaben konzentrieren.

Bete, Rote: Entschlackt das System; intensiviert die Sinnlichkeit.

Erdbeere: Frischgepreßter Erdbeersaft wirkt auf das Drüsen- und Nervensystem tonisch. Er enthält Eisen, Vitamin A und C sowie weitere Vitamine und Mineralstoffe.

Grüner Paprika: Dieser Saft ist sehr Silikon- und Vitamin-C-haltig, schmeckt aber nicht allzu gut, weswegen man ihn für gewöhnlich mit anderen Gemüsesäften mischt.

Gurke: Dieser geschmacklich unauffällige Saft eignet sich vor allem für Mischgetränke. Er enthält große Mengen Kalium – ungefähr 40 % – und viele andere Mineralstoffe.

Karotte: Dieser Saft ist wegen seines hohen Gehalts an Karotin, dem Vorläufer des Vitamins A, und als Calciumquelle bekannt.

Der Saft der Karotte gehört zu den wertvollsten und geschmacklich neutralsten. Außerdem enthält die Karotte Vitamin B, C und G sowie die Mineralien Eisen, Jod, Chlor, Schwefel, Silikon, Natrium, Magnesium, Kalium und Mangan.

Kartoffel: Der frische Saft gewöhnlicher Kartoffeln ist eine wahre Mineralstoffmine: Chlor, Phosphor, Kalium und Schwefel. Hinzu kommen einige Vitamine, darunter vor allem Vitamin C.

Kartoffelsaft wird durch Zugabe von gepreßten Tomaten, Karotten oder Paprika schmackhafter.

Kohl: Enthält eine größere Anzahl von für die allgemeine und sexuelle Gesundheit wichtigen Vitaminen und außerdem den Heilfaktor Vitamin U. Man verwendet Kohlsaft mitunter zur Behandlung von Magengeschwüren. Bis zum heutigen Tage weiß man nicht viel mehr über das Vitamin U, als daß es im Kohl enthalten ist. Kohlsaft enthält Vitamin A, einige B-Komplexe sowie Vitamin C und G. Unter den Mineralstoffen befinden sich Calcium, Eisen, Chlor und Natrium.

Jene, die gerade erst den rohen Kohlsaft entdeckt haben, glauben oft, er müsse scheußlich schmecken. Tatsächlich hat der frische Saft, solange er tatsächlich frisch ist, einen guten Geschmack, der mit den kommerziellen Produkten nichts gemeinsam hat.

Kopfsalat: Enthält Calcium, Jod, Eisen, Magnesium, Phosphor und Kalium. Vitamin A, einige B-Komplexe, C, E und G sind reichlich vorhanden.

Dieser Saft nährt die Körperzellen und entschlackt sie zugleich. Wegen des milden Geschmackes läßt er sich gut mit Tomaten- und Karottensaft mischen.

Löwenzahnblätter: Dieses bekannte Kraut mit den vielen volkstümlichen Namen (u. a. Pusteblume, Milchbusch) ist eine wahre Mineralstoff- und Vitaminquelle. Es wächst in den meisten Hinterhöfen und fehlt selten auf einer Wiese, wo es meist neben dem Stechapfel steht.

Man sammle die jungen Blätter zum Einfrieren. Der grüngraue Saft enthält Vitamin A, einige B-Komplexe, C und G (bestimmt noch andere), je nach Beschaffenheit des Bodens. Unter den Mineralstoffen befinden sich Calcium, Eisen, Magnesium, Phosphor, Kalium, Natrium, Silikon und Schwefel.

Orange: Enthält große Mengen natürlichen Fruchtzuckers, sehr viel Askorbinsäure und die Vitamin C verwandten Bioflavonoid-Komplexe, welche vor allem in der weißen Haut unter der Schale zu finden sind. Calcium und Phosphor sind die beiden Hauptmineralstoffe, die man durch den Orangensaft zu sich nimmt.

Radieschen: Es mag so mancher die Nase rümpfen beim Gedanken an Radieschensaft, doch er enthält beachtliche Mengen an Eisen, Magnesium, Calcium, Chlor, Jod und Phosphor. Kalium und Natrium stellen beinahe zwei Drittel des Mineralstoffgehaltes dieses Salatgemüses.

Sellerie: Wegen des milden Geschmacks sollte man Sellerie mit anderen Säften mischen; er paßt gut zu Tomaten- und Karottensaft. Dieses Gemüse enthält Eisen, Magnesium, Calcium, Phosphor und Schwefel.

Tomaten: Der Saft einer frischen, reifen Tomate hat wenig, falls überhaupt etwas, mit dem kommerziell angebotenen Tomatensaft gemeinsam.

In den meisten Supermärkten werden künstlich gereifte Früchte angeboten, die nur daraufhin gezüchtet werden, durch die Raster der Sortiermaschine in die bestmögliche Größenklasse zu fallen: ihnen geht der Wohlgeschmack an der Staude gereifter Früchte völlig ab. Für die Zubereitung Ihres Saftes sollten Sie lieber die Tomaten bei einem Marktstand mit Eigenerzeugnissen, einem Bauern oder einer Selbstpflückplantage erstehen.

Tomatensaft enthält Aminosäuren, Mineralstoffe wie Calcium, Chlor, Jod, Eisen, Magnesium, Phosphor, Kalium und Natrium sowie die Vitamine A, einige B-Komplexe, C, E und G.

Wasserkresse: Der Saft dieser Wasserpflanze ist reich an Mineralstoffen wie Eisen, Calcium, Chlor, Jod, Magnesium, Phosphor, Kalium, Natrium und Sulfur. Vitamin A, einige B-Komplexe, C, E und G sind ferner in der Wasserkresse enthalten.

Den frischen Saft sollte man mit gleichen Teilen von Karotten- oder Selleriesaft mischen, denn pur getrunken, kann er Sodbrennen verursachen. Wasserkresse regeneriert die Körperfunktionen und somit auch die Funktion der Geschlechtsorgane.

Staude der Weißen Rübe: Üblicherweise werden die Rübenblätter weggeworfen, obwohl sie Calcium, Chlor, Eisen, Magnesium, Phosphor, Kalium, Natrium und Sulfur sowie Vitamin A, einige B-Komplexe, Vitamin C, E und G enthalten. Der Saft frischer Rübenblätter ist Vitamin-C-haltiger als der Orangen- und Tomatensaft.

Zitrone: Enthält große Mengen Vitamin C und die in der Natur mit diesem Vitamin assoziierten Bioflavonoide. Zitronensaft unterstützt und reguliert verschiedene Körperfunktionen.

Zwiebel: Dieses gemeine Gemüse enthält außerordentliche Reserven an lebensnotwendigen Vitaminen und Mineralstoffen. Die wichtigsten Vitamine sind A, einige B-Komplexe, C und G.

Die Mineralstoffe umfassen u. a. Calcium, Chlor, Jod, Eisen, Magnesium, Phosphor, Kalium und Schwefel.

Zwiebelsaft wird nicht selten unprobiert wegen des angeblich penetranten Geruchs und Nachgeschmacks abgelehnt. Doch er läßt sich hervorragend mit Tomaten- oder Karottensaft abschwächen. Kosten Sie einmal frischgepreßten Zwiebelsaft – er schmeckt gar nicht so schlecht!

Falls Sie einen Entsafter oder einen Entsaftereinsatz für Ihre Küchenmaschine besitzen, können Sie einmal frisch gepreßte Luzerne *(Medicago sativa)* oder den Saft der im Feinkostladen oder beim Südfruchthandel erhältlichen Papaya versuchen. Lassen Sie Ihrer Fantasie freien Lauf!

Gilo; *Tinospora cordifolia*

Gilo ist eine große Kletterpflanze, die in den tropischen Gebieten Indiens heimisch ist.

Die saftigen Stämme werden als Aphrodisiakum genutzt und können, als Infus vorbereitet, ihre kräftigenden Eigenschaften voll entwickeln.

Ginseng; *Panax quinquefolium, Panax schinseng*

Ginseng kann wildwachsend in den Urwäldern Ostasiens und Nordamerikas gefunden werden. Sowohl in der Heimat als auch in Kanada, England, Deutschland und Rußland sowie anderen europäischen Ländern genießt diese Droge großes Ansehen; in China und Korea wird sie als Allheilmittel verehrt.

Die Anwendung der Wurzel steht seit einigen Jahrhunderten im Kreuzfeuer der Kritik, und es wurde so manches Buch über dieses umstrittene Kraut geschrieben. Die Wurzel ist und bleibt die teuerste mir bekannte Heilpflanze, gefolgt von der wesentlich preiswerteren Gelbwurzel. In Ostasien schätzt man sie mehr als alle anderen Heilkräuter.

In China nimmt jeder, der es sich leisten kann, regelmäßig die Heilwurzel. Die Blätter der Staude werden als expektorierendes und Mittel gegen Schwangerschaftsübelkeit empfohlen.

Amerikanische Indianer lernten die Heilwirkung der Ginsengwurzel durch Erfahrung kennen. Zur Zeit der ersten Siedler, im 16. Jahrhundert, kam es vor, daß der ganze Stamm nach der damals noch reichlich wachsenden *Panax quinquefolium*, der nordamerikanischen Art dieser Pflanze, grub.

Die Meskwaki-Indianer kochten bekanntlich aus *Ginseng*, Glimmererde, Schlangenfleisch, Gelatine und wilder Akelei einen Liebestrank. Junge Stammesmädchen benutzten das Gebräu, um einen Ehemann zu finden, indem sie es einem ahnungslosen jungen Mann einflößten. Ich frage mich, wie sie es nur schaffen mochten, den Zukünftigen so zu bezaubern, daß er gewillt war, dieses scheußliche Dekokt zu kosten?

Ginseng gilt als Mittel gegen allgemeine Schwächezustände, männliche Impotenz, Spermatorrhöe, hartnäckige Fieber, langwierige Husten, Schwangerschaftsübelkeit, Verdauungsschwäche, chronische Malaria und andere Beschwerden.

Ginseng, Brahminischer; *Hypoxis aurea*
In der asiatischen Heilkräuterkunde wird die Wurzel des *Brahminischen Ginseng* gegen Impotenz und als allgemein kräftigendes und Verjüngungsmittel angewendet. Es wird ferner in Fällen allgemeiner Schwäche und bei Verdauungsbeschwerden verabreicht.

Ginseng, Sibirischer; *Eleutherococcus senticosis*
Den *Sibirischen Ginseng*, der eigentlich trotz seines populären Namens kein Ginseng ist, kann man nicht als Aphrodisiakum bezeichnen. Es handelt sich dabei viel eher um ein progressiv aufbauendes Potenzmittel, das allgemein wohltuend wirkt und speziell bei langwierigen Krankeiten mit fortgesetzter Medikamenteneinnahme das Wohlbefinden fördert.

Die russischen Astronauten haben dieses Mittel eingenommen, um sich für ihre waghalsigen Unternehmen zu kräftigen.

Zuerst verkaufte man *Sibirischen Ginseng* in dunklen Flaschen als alkoholisches Gemisch. Die Dosierung ist dabei zwanzig Tropfen auf ein kleines Glas Wasser.

Dieses teuere Pflanzenheilmittel kann entweder als flüssiger Extrakt oder in Tablettenform gekauft werden. Es ist nicht in jedem Kräuterladen zu finden. Man kann es jedoch von einigen spezialisierten kalifornischen Versandfirmen bestellen.

Ginster, Kanarischer; *Genista canariensis*
Die Blüten des *Kanarischen Ginsters* werden über kleinem Feuer getrocknet, dann mit Wasser überbrüht, gefiltert und getrunken.

Nach Einnahme dieser Flüssigkeit wird man in einen Zustand totaler Euphorie versetzt – was eine intensivere Empfindung sexueller Regungen mit sich führt; dazu paart sich intensivere Wahrnehmung, ein Höchstmaß an Gelassenheit und Ruhe.

Der wichtigste chemische Wirkstoff des *Kanarischen Ginsters* ist Cystin, welcher zweifelsohne für die aufheiternd/aphrodisische Wirkung verantwortlich ist.

Gokhru (Burzeldorn); *Tribulus terrestris*
Die Frucht des *Gokhru,* einer in Indien heimischen Kriechpflanze, wird als Mittel gegen sexuelle Schwäche eingesetzt.

Ein Infus aus den Früchten wirkt auch bei Gicht und Nierenbeschwerden heilend.

Goldkelch; *Swartizia nitida*
Die Blätter der Goldkelchwinde, die man in Mexiko *copa de oro* nennt, haben aphrodisische Eigenschaften.

Vorsicht! Nach Steigerung des Lustempfindens setzt starke Trockenheit des Mundes und Halses ein. Diese Droge ist sehr gefährlich und kann bei überhöhter Dosierung zum Tode führen.

Einige mexikanische Indianerstämme mischen die Blätter der Goldkelchwinde mit Kakao, um die Einnahme zu aphrodisischen Zwecken ungefährlich zu machen; sie vermeiden es, größere Dosen der Droge zu essen.

Die Goldkelchwinde ist mit der aphrodisisch wirkenden, jedoch sehr giftigen Tollkirsche verwandt.

Gomortega; *Gomortega belgraveana*
Ein Absud aus den Blättern und der Rinde dieses australischen und malaysischen Baumes vermengt mit den Blättern von *Homa-*

lomena eririba erweckt die Sinneslust und kann einen starken halluzinotiven Rausch verursachen, dem gelegentlich ein tiefer Schlaf folgt. Der aphrodisische Wirkstoff der *Gomortega* ist bis heute noch nicht isoliert worden.

Granatapfelbaum; *Punica granatum*
Der Saft aus den Früchten des *Granatapfel-* oder Pomeranzenbaumes wird in einigen südamerikanischen Ländern als ein die Sexualität steigerndes Tonikum und als Verjüngungsmittel getrunken.

Großes Schöllkraut (Warzenkraut, Schwalbenwurz, Krötenkraut, Giftblume); *Chelidonium majus*
Das *Große Schöllkraut,* welches zu den wildwachsenden Kräutern Europas gehört, wurde schon von den alten Griechen und Römern als erotisches Mittel benutzt.

Der Gattungsname, *Chelidonium,* stammt von dem Griechischen *Chelidon* = Schwalbe, ab. Der Sage nach, die auf Plinius zurückgeht, blüht das Schöllkraut, wenn die Schwalben zurückkehren, und wird welk, wenn sie gen Süden ziehen.

Die Pflanze enthält die Wirkstoffe Protopin, Sanguinarin, Chelidonin, Chelerythrin sowie andere mehr.

Heutzutage wird die Pflanze kaum noch als Aphrodisiakum benutzt, vielleicht weil man stärkere und sicherere Stimulanzien gefunden hat. Für eine milde Anregung würde man ein Weinglas des Infuses trinken, das aus 30 g zerschnittenen Krauts in einem halben Liter kochenden Wasser bereitet wird; das Getränk muß zwanzig Minuten ziehen.

Den frischen Saft des *Schöllkrauts* hat man erfolgreich zur Behandlung von Warzen und Hühneraugen benutzt.

Grüne Minze; *Mentha viridis/spicata*
In alten Zeiten wurde *Grüne Minze* zusammen mit der Wasserminze, dem heutigen Hybrid, als Aphrodisiakum benutzt.

Pfefferminzöl ist in jeder Apotheke erhältlich und kann für denselben Zweck verwendet werden – doch ist dieser Gebrauch heute sehr selten geworden. Diese hauptsächlich als

Geschmackszugabe benutzte Pflanze enthält Carvon, Limonen und Phellandrin – allesamt stimulierende Substanzen.

In der griechischen Mythologie ist die Nymphe Menthe, Tochter des Flußgottes Kokytos, für die Entstehung der Minze verantwortlich. Weil Pluto, Gott der Unterwelt, Menthe liebte, erwachte die Eifersucht seiner Gattin Prosperina, die in ihrer Wut die entzückende Menthe in die *Mentha*-(Minzen)Pflanze verwandelte.

Guarana; *Paullinia cupana*

Die *Guaranasamen* stammen von einer holzigen Liane, die zur Familie der Seifenrindenbäume gehört und im Amazonasbekken (Brasilien) heimisch ist. Die Einheimischen dieses Gebiets führen lange Stäbe gehärteten *Guaranapulvers* mit sich, die sie jedesmal ankratzen, wenn sie einen Essensersatz benötigen. Wenn sie den wertvollen Stab zum Knabbern dabei haben, können die Eingeborenen bis zu drei Tagen ohne Nahrungsaufnahme reisen.

Die meist in Pulverform verzehrten Samen haben außerdem eine leicht aphrodisische Wirkung, die wahrscheinlich auf den hohen Guaraningehalt der Pflanze zurückzuführen ist. Die Samen haben stimulierende, tonische und leicht narkotische Wirkung und werden mitunter wegen eines angeblich halluzinogenen Effektes genommen.

Guaranasamen lindern nervöse Kopfschmerzen und Erschöpfungszustände und erweisen sich bisweilen als nützliches Diuretikum (harntreibendes Mittel).

Vorsicht! Wegen der äußerst komplexen Nebenwirkungen auf die Blutzirkulation sollten Menschen, die unter Herzbeschwerden und hohem Blutdruck leiden, diese Droge nicht einnehmen.

Guiac; *Guiacum officinale, Guiacum sanctum*

Der *Guiac*-Baum wächst in Westindien und Südamerika und kann auch auf den Bahamas und in einigen Landstrichen Floridas gefunden werden. Um ein Potenzmittel und leichtes Aphrodisiakum herzustellen, nehme man die Ingredienzien im Verhältnis von 30 g Rindenspäne auf einen halben Liter Wasser, koche dies fünfzehn bis zwanzig Minuten lang und filtere es zum Schluß. Dosierung: dreimal täglich einen Eßlöffel.

Hahnenkamm; *Celosia cristata*
Die Samen dieser asiatischen und indischen Pflanze wirken als kräftiges Aphrodisiakum. Eine Tagesdosis besteht aus 1 g der pulverisierten Samen, die man mit der gleichen Menge Zuckerrohr vermischt. Diese Mischung wird in ein Glas Milch gerührt und getrunken.

Die blühenden Spitzen des *Hahnenkamms* werden als Nerventonikum benutzt. Die Blätter dienen als Breiumschläge, und die Wurzel ist ein altes Mittel der Kräuterheilkunde.

Hanf (Marihuana); *Cannabis sativa*
Cannabis wächst beinahe überall – in den Vereinigten Staaten, in Mexiko, Zentralamerika, Südamerika, Marokko sowie den anderen afrikanischen Staaten und Asien.

Marihuana wirkt nicht immer sexuell stimulierend; die Wirkweise hängt sehr von den Umständen, der Zeit, den Menschen, mit denen man zusammen ist, ab. Maßgebend ist ferner die geistige, gefühlsmäßige und körperliche Verfassung desjenigen, der Marihuana zur sexuellen Stimulierung nimmt. Menschen, welche diese Droge regelmäßig genießen, sind sexuell recht aktiv und sei es nur wegen der enthemmenden Fähigkeit dieser Pflanze.

Cannabis enthält Tetrahydrocannabinol (THC) und Cannabichrom. In ihm sind ferner Antibiotika und Beruhigungsstoffe wie Cannabigerol und Cannabiolsäure wirksam.

Die Pflanze ist hauptsächlich als Stimulans und leichtes Halluzinogen bekannt, obwohl sie gleichsam als Beruhigungsmittel und, natürlich, als Aphrodisiakum wirken kann. Cannabis ist *kein* Rausch- oder Betäubungsmittel, obwohl einige Regierungen es aufgrund »Internationaler Vereinbarungen« als solches erklärt haben. Doch dies geschah wohl, um die Gefängnisstrafen und verschiedenen Maßnahmen zu erklären, die über die »Pusher« oder Händler verhängt werden.

Die Versuche von seiten der Forschung im Auftrag der Regierungen spezifische Eigenschaften zu isolieren, die als gefährdend bezeichnet werden könnten, waren bisher ohne Erfolg. Ich bin der festen Überzeugung, daß starker, langzeitiger Genuß von Marihuana den Geschlechtstrieb nicht dämpft, obwohl eine gegenteilige unbewiesene Theorie dies behauptet.

Im Fernen Osten wird *Cannabis* als Aphrodisiakum, als Stimulans und Beruhigungsmittel benutzt. Medizinische Schriften der alten Inder lassen vermuten, daß die medizinischen Wirkungen der Hanfpflanze den Indern schon vor 1000 v. Chr. bekannt waren. Die Pflanze trug Namen wie »Mutter der Sorgen« und »Himmelsführer«. Noch heute werden die Blätter und Samen mit Moschus und Honig zu einem kräftigen Getränk gemischt.

Das afrikanische Aphrodisiakum Khala-Khif besteht aus gewöhnlichem Marihuana, das mit Hanfharz versetzt wird; dann darf sich ungefähr einen Monat lang blauer Schimmelpilz auf dem Gemisch ansetzen, wonach man dieses kräftige Produkt trocknet und raucht.

Die Chinesen haben die Pflanze seit 5000 Jahren medizinisch eingesetzt. In China benutzt man alle Teile der Pflanze als Heilmittel: die Blumen zur Behandlung von Menstruationsunregelmäßigkeiten; die Achäne (Schließfrüchte) zur Stimulierung des Zentralnervensystems, obwohl sie in größeren Dosen genossen berauschend wirken können; Samen oder Kerne der Achäne sind als menstruationsförderndes Mittel und als Tonikum benutzt worden und wurden zur Behandlung von Nachgeburtsbeschwerden gereicht; der Saft der Stengel wird gegen Nachgeburtsblutungen eingesetzt. Stengel und Stengelrinde besitzen diuretische Eigenschaften, während das Öl der Blätter und deren Saft Haarausfall und frühzeitiges Ergrauen vorbeugen soll: die Chinesen behaupten, daß eine langzeitige Einnahme von Cannabiskernen ganz allgemein den Alterungsprozeß verzögert.

Auch andere Zivilisationen wußten die medizinisch/euphorischen Heilkräfte der Pflanze zu schätzen. Galen, ein griechischer Arzt, der zu den Wegbereitern der abendländischen Medizin gehört, schrieb 160 n. Chr., daß der in Kuchen gebackene Cannabis Wohlempfinden erzeugen könne.

Vor 3000 Jahren bauten die Skythen die Hanfpflanze an den

Ufern der Wolga an. Sie sammelten Blätter und Samen und warfen sie auf die heißen Steine ihrer Dampfbäder, um einen euphorisierenden Rauch herzustellen.

In den westlichen Ländern ist der [pflanzen]medizinische Gebrauch von *Cannabis* beinahe völlig zurückgetreten, weil der Besitz von Haschisch geahndet und verfolgt wird. In einigen asiatischen und lateinamerikanischen Ländern können Naturheilkundige dennoch bis zum heutigen Tag ihre Patienten mit diesem Heilmittel behandeln. In den Vereinigten Staaten wird gelegentlich durch richterlichen Dispens der Genuß von Marihuana bei Krebs oder grünem Star (Glaukoma) erlaubt.

Harmal (Steppenraute); *Peganum harmala*

Die getrockneten Samen der indischen Pflanze Harmal, die man außerdem Syrische, Wilde oder Afrikanische Raute nennt, ist aphrodisisch, wurde aber auch als Narkotikum und Brechmittel angewandt. Die Samen erweisen darüber hinaus bei Asthma, Rheuma, Gefühlslabilität sowie schmerzhaften oder schwierigen Perioden ihre Dienste.

Harmal enthält die halluzinogenen Alkaloide Harmalin, Harmin und Yagein – Substanzen, welche den motorischen Cortex und das Zentralnervensystem stimulieren. Der Gebrauch von Drogen, welche diese Substanzen enthalten, ist sehr verbreitet in den Subkulturen der Vereinigten Staaten, Kanadas und Englands. In Ägypten wird das als *Zit-el-Harmel* bezeichnete Harmalsamenöl besonders wegen seiner aphrodisischen Eigenschaften verkauft.

Vorsicht! Höhere Dosierungen von Drogen, die Harmalin, Harmin und Yagein enthalten, können das Zentralnervensystem vergiften und dämpfend wirken.

Das legendäre Aphrodisiakum *Moly*, das hundertfach von den alten lateinischen Autoren erwähnt wurde, ist wohl mit dem *Harmal* identisch. Man schrieb der Pflanze seltsame magische Kräfte zu. Der griechische Dichter Homer beschreibt eine weiße Blume mit schwarzen Wurzeln (eine Beschreibung die an Harmal erinnert), die Odysseus von dem Götterboten Hermes erhalten haben soll, um sich vor dem gefährlichen Gesang der Circe zu schützen.

Harmalin – siehe *Harmal*

Harmalin ist das aphrodisische/psychedelische Alkaloid der Syrischen Raute (Harmal) und anderer Pflanzen.

Harmalol

Harmalol ist eine der aphrodisisch/psychoaktiven Substanzen, die man in Harmal *(Peganum harmala)* vorfindet. In Kanada steht es auf der Liste nur beschränkt verschreibbarer Drogen.

Harmin

Harmin findet man in verschiedenen Pflanzen, u. a. *Harmal* oder *Steppenraute (Peganum harmala)* und der Liane *Banisteriopsis caapi.*

Harmin-Hydrochlorid ist als Rauschmittel benutzt worden, das leicht erotische Empfindungen hervorruft.

Vorsicht! *Harmin* darf niemals mit Alkohol gemischt werden: Die Kombination der beiden Drogen ist giftig und kann tödlich sein.

Heilige Pilze; *Psilocybe mexicana*

Die mythischen und legendären Pilze Mexikos, die von den Azteken dem Gott des Fleisches, *Teonanacatl,* geweiht wurden, besitzen aphrodisische und psychedelische Eigenschaften. Die Pilze enthalten die Wirkstoffe Psilocybin und Psilocin, von denen noch immer sehr wenig bekannt ist. In Mexiko und in den Vereinigten Staaten wachsen verschiedene Pilzarten, die Psilocybin oder Psilocin oder sogar beide Stoffe enthalten, doch handelt es sich bei dem in der wissenschaftlichen und Undergroundliteratur erwähnten Pilz meist um den *Teonanacatl.*

Die Azteken verliehen dem Pilz göttliche Kräfte, denn er versetzte jenen, der ihn einnahm, in einen visionären Zustand, der einen direkten Kontakt mit dem Gott herstellte.

Nach der spanischen Eroberung Mexikos beschrieb der Historiograph Fray Toribio de Benavente (genannt Motolina) in seiner ›Historia de los Indios de la Nueva Espana‹ (1569) mehrmals »besondere« Pilze der Azteken, die »einen trunken machen, Visionen und selbst Wollust hervorrufen.«

Da die christlichen *Conquistadores* den mexikanischen Indianern keinen anreizenden Ersatz für den »unchristliche« Visionen hervorrufenden heiligen Pilz bieten konnten, verboten sie einfach den Genuß des heiligen Gewächses. Die strenge Verordnung blieb dennoch erfolglos. Die Eingeborenen Mexikos pflegten weiterhin den Pilzkult. Noch heute benutzen die Indianer Südmexikos um die zwanzig verschiedenen Arten euphorischer und berauschender Pilze in ihren religiösen Zeremonien. Der Einfluß des Christentums macht sich insofern bemerkbar, als der Pilz nunmehr den Göttern oder dem Gotte – selbst auf einem christlichen Altar – dargebracht wird. Gesammelt werden die Pilze bei Neumond von einer Jungfrau.

Helmkraut, Chinesisches; *Scutellaria macrantha*
Das *Chinesische Helmkraut* wächst in der Mongolei, Sibirien und den meisten Provinzen Chinas. Die verschiedenen Varietäten tragen blaue, gelbe oder violette Blüten.

Der Pflanze werden wichtige regenerierende Kräfte nachgesagt, vor allem wenn es sich um sexuelle Schwächezustände beider Geschlechter handelt.

Die Wurzeln, welche die Droge bilden, werden zur Behandlung von Amenorrhöe, zur Beruhigung der schwangeren Gebärmutter und zur Stimulierung der Atemwege verwendet. *Helmkraut* wurde auch in Fällen von Gelbsucht, Fieber, bei Koliken und Magengeschwüren verschrieben.

Henna; *Lawsonia inermis*
In Indien wird *Henna* als Mittel gegen männliche Impotenz und gegen vorzeitige Ejakulation (Samenerguß) gebraucht; man reibt etliche Male am Tag die zerstoßenen Blätter auf gewisse Körperteile, vor allem Kopf, Fingerspitzen und Fußsohlen. Die chemischen Stoffe, welche bei diesem Vorgehen heilend wirken, zählen noch immer zu den Geheimnissen der Naturwissenschaft.

Im Westen ist *Henna* hauptsächlich als natürliches Haarfärbemittel bekannt.

Herremia; *Herremia tuberosa*
Diese tropische Kletterpflanze produziert Samen, die Lysergsäure-Amide enthalten wie jene der kleinen *Argyreia nervosa*.

Die Samen können aphrodisisch/psychedelische Empfindungen hervorrufen. Samen und Setzlinge oder Pflänzchen können in den Vereinigten Staaten, Hawaii eingeschlossen, gekauft werden.

Herzgespann, Sibirisches; *Leonurus sibiricus*
Das *Sibirische Herzgespann* soll angeblich die männliche Potenz aber auch Fruchtbarkeit steigern.

In China wird die Pflanze zur Behandlung menstrueller sowie allgemein gynäkologischer Beschwerden verwendet. Die Chinesinnen versprechen sich von der Einnahme eine leichtere Empfängnis.

Das *Sibirische Herzgespann* lindert Kopfschmerzen, entwässert und hilft bei Kongestion oder Blutandrang.

Hibiskus; *Hibiscus cannabinus*
Im brasilianischen San-Francisco-Tal dient der *Hibiscus cannabinus*-Strauch den Einheimischen als sexuelles Stimulans.

In Mato Grosso werden einige Arten der Gattung *Heteropteris* als Aphrodisiaka benutzt: man nennt sie *no de cachorro.*

Diese wildwachsenden Pflanzen mit ihren verschiedenfarbigen Blüten zieren so manchen Stadtpark.

Hierba del Chive; *Ruellia albicaulis*
In Mexiko wird ein Dekokt aus *Ruellia albicaulis* als starkes Aphrodisiakum gepriesen.

Der Busch, der in Oaxaca, Yukatan und anderen Staaten Mexikos wild wächst, enthält große Mengen Eisen, Calcium und Phosphor.

Himbeere, Chinesische; *Rubus tokkura*
Die wildwachsende Himbeere Chinas soll Abhilfe leisten bei Impotenz und Sterilität und soll erfolgreich angewendet worden sein in Fällen allgemeiner Schwächezustände und von Diabetes. Zum arzneilichen Gebrauch wird diese Frucht als Kuchen gebacken oder zu Marmelade oder honigsüßem Kompott verkocht.

Die frischen Blätter und die Wurzel werden in der Augenheilkunde benutzt.

Himmelsröschen; *Commelina spp.*
Die Navajo-Indianer schätzen die Wirkung des Infus aus dem Himmelsröschen. Die gefilterte Flüssigkeit wurde alten Männern und Frauen als Aphrodisiakum oder als die Liebesfähigkeit steigerndes Mittel gegeben.

Hippomanes – ein tierisches Aphrodisiakum
In der Antike schätzte man *Hippomanes* als wichtiges sexuelles Erregungsmittel. Es handelt sich dabei um die gewöhnlicherweise schwarz- oder braunfarbene »Glückshaube« eines neugeborenen Fohlens, d. h. um einen Auswuchs, den man auf dessen Stirn findet.

Der pulverisierten Substanz schrieb man die Fähigkeit zu, besonders sexuell stimulierend zu wirken; mitunter mischte man sie mit dem Blut des auserwählten Liebespartners.

In römischen Zeiten bereitete man so manchen Liebestrunk mit der Glückshaube.

Hirschphallen – ein bemerkenswertes Mittel
Von alters her wurden *Hirschphallen* zur sexuellen Stimulierung und Sicherstellung einer reichlichen Samenproduktion benutzt. Dies erreichte man durch direkte Auflegung der tierischen Genitalien auf die männlichen Geschlechtsteile.

Im Altertum glaubte man, daß sich die Kraft, die man bei brünftigen Hirschen beobachtete, auf den Mann übertragen könne. Die Tartaren benutzten Pferdephallen auf ähnliche Weise.

Holarrhena; *Holarrhena antidysenteria*
Die Perser benutzten die bitterschmeckenden Samen als sexuelles Stimulans oder allgemeines Stärkungsmittel.

Die *Holarrhena* ist eine kleine, laubwechselnde Pflanze, die im tropischen Himalayagebiet und in den trockeneren Wäldern Indiens wächst.

Holz- oder Bücherlaus – ein Aphrodisiakum und Abtreibungsmittel

Es wird erzählt, daß jene, die diese Insekten tatsächlich essen, nach keinem anderen Aphrodisiakum mehr Ausschau halten müssen.

Die Holzlaus ist benutzt worden als Abtreibungsmittel und in Fällen hartnäckiger Amenorrhöe. Zwischen dem 11. und 18. Jahrhundert gehörte sie zu einem weitbenutzten Mittel der Schulmedizin – man behandelte damit krampfartige Beschwerden, Nierensteine, nervöse Leiden, Skorbut und vieles mehr.

Plinius und Galen, um nicht andere griechische und römische Naturforscher und Mediziner zu nennen, erwähnen das Insekt in ihren medizinischen Schriften.

Hornissenlarven

In China wurden *Hornissenlarven* – ähnlich wie Bienenlarven – eingenommen, um die allgemeine und sexuelle Vitalität zu steigern und Magenbeschwerden sowie damit verbundene Symptome zu lindern. Gewisse Arten dieser Larven wurden sogar zur Behandlung von Sommersprossen und Akne benutzt.

Hornissen- und Wespennester

Die äußere Anwendung der Li-Shih-Chen-Art dieser Nester in Form von Asche wird von den Chinesen zuweilen zur sexuellen Stimulierung gewählt. Zum innerlichen Gebrauch nehme man 5 g Asche mit etwas Wasser gemischt. Dieses Mittel hilft auch bei Menorrhagie und Husten.

Die So-Kung-Art wird bei männlicher Impotenz als Pulver in Wein gemischt eingenommen.

Das Dekokt aus der Pen-Cing-Art wird zur Behandlung von Spermatorrhöe, Krämpfen und Zuckungen benutzt.

Andere *Hornissen- und Wespennester* sind in Augenlösungen und zur Behandlung von Geschwüren und Furunkeln benutzt worden.

Hortensie; *Hydrangea paniculata grandiflora*

Das Rauchen der getrockneten *Hortensien*-Blätter kann aphrodisische und halluzinatorische Empfindungen hervorrufen. Die

Blätter enthalten Hydrangin, Saponin und eine mit Cyanid verwandte Substanz.

Vorsicht! Dieser Stoff kann gefährlich sein, vor allem in Mengen, die jene einer normalen Zigarette um vieles übersteigen.

Hydrophilia; *Hydrophilia spinosa*
Hydrophilia spinosa, die in den tropischen und subtropischen Gegenden der Welt heimisch ist, wird dort als sexuell stimulierende Pflanze geschätzt. Sie besitzt ferner arzneilichen Wert als Diuretikum und Linderungsmittel.

Dosierung: Man koche 30 g der zerkleinerten Wurzel in dreiviertel Liter Wasser, bis die Flüssigkeit auf die Hälfte verdampft ist. 45 g der geseihten Flüssigkeit sind die kleinste Dosis, die man stetig bis zu 60 g steigern sollte. Von höheren Dosen als diesen wird abgeraten.

Iboga; *Tabernanthe iboga*
Die Wurzel dieses Strauches aus Äquatorialafrika enthält Ibogain, eine starke sexuell stimulierende, potenzheilende Rauschdroge.

Iboga ist ein echtes Aphrodisiakum, denn es wirkt rasch und eine 1-g-Dosis hält mehrere Stunden an.

In Gabon wird aus der Rinde, vor allem der Wurzelrinde, ein Getränk gebräut, das die Stammesangehörigen während der rituellen Kommunikation mit den Ahnen trinken. Die Stammesjäger nehmen die Droge auch, bevor sie Dschungeltieren auflauern, weil sie sie dazu befähigt, stundenlang bewegungslos zu liegen.

Die Bwiti, eine afrikanische Geheimgesellschaft, fordert von denen, die in diese Gesellschaft aufgenommen werden wollen, daß sie im Traume die Heilige Pflanze, Bwiti, gesehen haben. Während der Initiation werden große Mengen eines Iboga enthaltenden Dekokts verabreicht. Die Ibogawurzel ist auch in den Initiationsriten etlicher anderer afrikanischer Geheimgesellschaften ein wichtiges Ingredienz.

Ibogain ist in Nordamerika fast unbekannt. In den Vereinigten Staaten ist der Verkauf verboten, und man kann meines Wissens weder die Droge noch die Ibogapflanze kaufen.

Indische Lotusblume, Padmapflanze; *Nelumbium speciosum*
Die frischen Keimblätter der *Indischen Lotusblume* sollen die Manneskraft stärken, die Blutzirkulation anregen und die Gesundheit festigen.

Während der Erntezeit werden die frischen Keimblätter in Asien von Straßenverkäufern angeboten.

Der lange Wurzelstock kann gekocht und in Scheiben geschnitten als süße, klebrige Speise verzehrt werden, die im Geschmack der süßen Kartoffel ähnelt. Man kann daraus auch Mehl gewinnen. Zur Stärkung der Virilität benutzt man die Staubgefäße der Keimblattblüten.

In der Volksmedizin wird dem Blattstengel die Eigenschaft zugeschrieben, den Uterus schwangerer Frauen zu beruhigen. Die Blätter werden wegen ihrer wehenfördernden Wirkung bei der Geburt und die Gelenkknoten des Wurzelstockes wegen ihrer blutstillenden Eigenschaft nach der Geburt verwendet.

Inocybe; Aphrodisiakum/Psychedelischer Pilz
Drei Arten der Inocybe-Pilze – *Inocybe decipiens, Inocybe infelix* und *Inocybe infida* – enthalten halluzinogene Substanzen wie Pilocarpin und Imidazol-Derivate; *Inocybe infelix* und *infida* enthalten außerdem Arecolin, über das man bis heute nichts weiß.

Diese drei Pilzarten sollen angeblich eine leicht halluzinogene und wegen der drei starken Alkaloide auch sexuell stimulierende Wirkung haben.

Italienische Borstenhirse (Kolbenhirse); *Setaria italica*
Es gibt drei verschiedene Arten dieses in China weitverbreiteten Getreides, doch ist es die grüne Art, die man als potenzsteigerndes Mittel benutzt. Die Borstenhirse wirkt auch diuretisch.

Die gelbe Hirse ist adstringierend und erweichend, während die weiße Art, die kühlend wirkt, oft bei fiebrigen Erkrankungen eingesetzt wird. Alle drei Hirsearten werden als Brei gekocht zum Genuß empfohlen.

Jatropha-Arten; *Jatropha spp.*
In Peru wird die rotblühende Art der *Jatropha, huanarpo macho,* die weißblühende, *huanarpo hembra,* genannt: die je-

weils nur für den Mann (macho = Mann) oder nur für die Frau (hembra = Frau) verwendet werden.

Die *Huanarpos* sollen sexuell so stimulierend sein, daß der Rauch einer Handvoll aufs offene Feuer geworfener Blätter, wenn er eingeatmet wird, ungeahnte Geschlechtstriebe zu entfesseln vermag.

Juckbohne, Afrikanische; *Mucuna pruriens*

Die Samen dieser tropischen Pflanze, die in Ost- und Westindien, Asien, Afrika, Südamerika und auf Fidschi wächst, besitzt aphrodisische Eigenschaften.

Die Hülsen sind mit Nesselhaaren bedeckt. Die Pflanze selbst ist zu den kletternden Hülsenfrüchten gehörig.

In Indien werden die Schalen junger Juckbohnen gekocht und gegessen.

Die Kräuterheilkunde benutzte ein Dekokt aus der Wurzel und den Hülsen als harntreibendes Mittel und zur Linderung von Stirnhöhlenentzündungen.

Justicia; *Justicia pectoralis*

Damit sich die sexuell stimulierenden und psychedelischen Wirkstoffe dieser rotblumigen Pflanze entfalten können, soll man das daraus gewonnene Pulver durch einen langen Strohhalm oder ein langes Rohr einatmen.

Diese Droge wird von den Indios Venezuelas und Nordbrasiliens regelmäßig geschnupft.

Kakao; *Theobroma cacao*

In einigen lateinamerikanischen Staaten – vor allem in Mexiko – hält sich noch immer die Legende, daß *Kakao* sexuell stimulierend wirke.

Dies mag stimmen, falls derjenige, der *Kakao* trinkt, sehr erschöpft und niedergeschlagen ist. *Kakao* erfrischt und stimuliert nämlich das Zentralnervensystem. Deswegen kann es auf Individuen, die unter extremen Erschöpfungszuständen leiden, belebend wirken und – als Folge daraus – deren Libido steigern.

Die Substanz, auf welche die chemische Wirkung des *Kakaos*

zurückzuführen ist, heißt Theobromin, ein dem Koffein ähnlicher Wirkstoff.

Kakteen – eine Klasse von Aphrodisiaka
Viele Kakteenarten, die im Südwesten der Vereinigten Staaten und in Mexiko heimisch sind, enthalten Meskalin und meskalinartige Wirkstoffe. Da diese Kakteen psychedelisch sind, wirken sie auch oft als aphrodisische Mittel.

So enthält der San Pedro Kaktus, der in den Vereinigten Staaten noch legal angepflanzt und gekauft werden kann, genausoviel Meskalin wie der Peyote. Der Donana Kaktus, nicht minder legal, enthält Macromerin, eine dem Meskalin ähnliche Substanz, die ungefähr ein Fünftel der Wirkkraft des Meskalins bei gleichem Gewicht – besitzt.

Es wäre bestimmt ein leichtes, eine ganze Liste meskalinenthaltender oder psychotroper Kakteen aufzustellen. Ich will nur ein paar Kakteen aufzählen, die Meskalin enthalten: *Trichocereus terscheckii, Trichocereus macrogonus* und *Trichocereus werdermannianus.* Der *Coryphantha runyonii* enthält Macromerin, und viele andere Kakteen enthalten mit dem Meskalin verwandte Alkaloide, wie etwa *Trichocereus bridgesii, Cereus jamacaru* und *Helioanthocereus huascha.*

Vorsicht! Es ist ratsam, diese und andere unbekannte Kakteenarten mit größter Vorsicht zu genießen. Wenn man diese Pflanzen wegen ihrer psychedelischen oder aphrodisischen Eigenschaften einnehmen möchte, wird man neue und unbekannte Pfade gehen müssen.

Kalmus (Magenwurz, Deutscher Ingwer); *Acorus calamus*
Die Wurzel enthält den aphrodisischen und psychedelischen Stoff Asaron. Das Kauen eines 5 cm langen Stückes der Wurzel wird entweder eine oder beide Wirkungen hervorrufen.

Verständlicherweise entspricht eine höhere Konzentration von Asaron im Blut einer größeren erotischen Spannung. Das Mittel erfordert eine individuelle und zeitspezifische Dosierung.

Nachdem die Wurzeln gesammelt worden sind, werden sie über kleiner Hitze oder in der Sonne getrocknet. Dann sollten sie in einem luftdichten Behälter an kühlem Ort aufbewahrt werden. Obwohl die getrockneten Wurzeln mit der Zeit einiges an Wirkkraft einbüßen, werden sie selbst nach ein paar Monaten noch genug Asaron enthalten.

Kalmus wird in den Vereinigten Staaten und in England als Unkrautmittel hochgeschätzt. Es wird ferner zur Behandlung von Koliken, Asthma und Bronchitis empfohlen.

Kalmus wächst in Nordamerika und den meisten europäischen Ländern mit Ausnahme Spaniens.

Cachunde, eine beliebte Pastille Indiens, enthält *Kalmus* neben anderen Aphrodisiaka wie grauer Ambra, Moschus und Wermut sowie manchmal gemahlene Edelsteine. Dieses Arzneimittel ist in ganz Indien sowie China als sexuelles Stimulans, gegen nervöse Beschwerden und als *Lebenselixier* verkauft worden.

Kamelslabmagenhaut; *Camelinum coagulum*

Die Labmagenhaut des Kamels wird von den arabischen Ärzten als hervorragendes Aphrodisiakum gepriesen. Die Perser kennen es als *Punir-mayeh-shutur.*

Karpfengalle

In der ayurvedischen Medizin Indiens hat man *Karpfengalle* als Mittel gegen männliche Impotenz benutzt. Naturheilkundler und Homöopathen verschiedener Länder haben sie auf ähnliche Weise eingesetzt.

In der Schulmedizin hat man sich die heilenden Eigenschaften der *Karpfengalle* bei Konjunktivitis (Bindehautentzündung), Nachtblindheit und Taubheit zunutze gemacht. Für pharmakologische Zwecke wird sie meist mit einer Flüssigkeit vermischt – oft mit Lack.

Katzenminze, Echte; *Nepeta cataria*

Die gesamte Katzenminzpflanze ist als Infus zur Förderung der Regelblutung benutzt worden.

Auf Katzen wirkt es aphrodisierend – doch es konnte, trotz gegenteiliger Vermutungen, niemals bewiesen werden, daß es bei Menschen ähnlich wirkt, obwohl es so manche deswegen probiert haben.

Im Appalachengebirge Nordamerikas wird *Katzenminze* gegen Nervosität, Erkältungen und Magenleiden benutzt. Manchmal werden die getrockneten und gerollten Blätter und Stengel bei Asthmaanfällen und Bronchitis geraucht.

Kawa-Kawa (Rauschpfeffer); *Piper methysticum*

Kawa-Kawa ist eine der geheimnisvollsten Pflanzen der Welt. Sie kann betäubend, stimulierend, beruhigend, aphrodisisch und selbst psychedelisch wirken.

Auf den Pazifikinseln, wo der Gebrauch des Rauschpfeffers üblich ist, hört man wenig über die aphrodisische und psychedelische Wirkung. Dies mag daran liegen, daß diese Stimulierung selbstverständlich ist und deswegen nicht lange beredet werden muß.

Die Wirkung des Getränks, welches man auf den Inseln aus der frischen Wurzel des Kawa-Kawa-Baumes bereitet, ist stärker, als wenn der Trank unter Verwendung importierter getrockneter oder pulverisierter Wurzeln gebraut wird.

Der Bestand des *Piper methysticum* ist in den letzten Jahren zurückgegangen, obwohl man den Kawa-Kawa-Baum noch auf Hawaii – wo man ihn Awa nennt –, in Mikronesien, Melanesien, fast überall in Polynesien, in Teilen Neuguineas und auf einigen kleineren Pazifikinseln finden kann. Auf Tahiti und den Philippinen ist der Strauch/Baum beinahe ausgestorben oder sein Bestand zumindest gefährdet. Auf Fidschi werden inzwischen fünf Arten des *Rauschpfeffers* kommerziell in großem Stile gezogen.

Die Kawa-Kawa-Wurzel wird zerkleinert und maceriert, d. h. in Wasser aufgeweicht. Das so gewonnene Getränk, welches auch Genesenden wohltun soll, wird von Frauen zur Linderung der Geburtsschmerzen und zur Anregung des Milchflusses getrunken.

Der wichtigste chemische Wirkstoff, das Dihydrokawain, wird in dem Harz der Kawa-Kawa-Wurzel gespeichert. Dieses Harz enthält außerdem Dihydromethysticin, eine Substanz mit beruhigenden Eigenschaften. Die Funktion beider Stoffe wird verstärkt, wenn sie mit den inaktiven Substanzen des Baumes gemischt eingenommen werden.

Man kann nicht voraussagen, wie schnell und wie stark *Kawa-*

Kawa aphrodisierend wirkt, obwohl es alle erforderlichen Eigenschaften besitzt. Benutzt man es zu oft, so kann es gegenteilig wirken, d. h. sich in ein den Geschlechtstrieb dämpfendes Mittel verwandeln.

Mit einem emulgierenden Mittel – wie etwa Öl oder Milch – wird *Kawa-Kawa* zum Betäubungsmittel. Kaut man es, so wird dieselbe Wirkung hervorgerufen. Damit es sexuell stimulieren kann, muß man es auf eine Art und Weise einnehmen, die nicht die narkotische Wirkung unterstützt.

Die Kawa-Kawa-Wurzel kann bei europäischen, amerikanischen und kanadischen Kräuterversandhäusern bestellt und in größeren Drogerien gekauft werden. *Kawa-Kawa,* das als Pulver erhältlich ist, kann auch in Form von Gelatinekapseln eingenommen werden.

Ke Shang T'ing Chang; Aphrodisiakum/Abtreibungsmittel
Dieses grünlich-schwarze Insekt gehört zur Familie der Ölkäfer. Getrocknet ist es wirksam als Aphrodisiakum, Abtreibungsmittel, zur Behandlung ausbleibender Regelblutungen und bei Blasenbeschwerden – ähnlich der bekannteren Spanischen Fliege *(Lytta vescicatoria).*

Kharenti; *Sida cordifolia*
Dieser vielastige Strauch wächst in ganz Indien als Unkraut. Die *Kharenti*-Samen werden zur Stärkung der Liebesfähigkeit und als allgemeines Tonikum benutzt. Die zerkleinerte Rinde und Wurzel wird für Frauenleiden verschrieben. Bei äußerlicher Anwendung wirkt der Saft der Wurzel wundheilend.

Khat; *Catha edulis*
Die frischen Blätter der in Liberia und anderen afrikanischen Staaten wachsenden Pflanze kann allgemein stimulierend, aphrodisisch, euphorisch und selbst halluzinogen wirken. Die Blätter verlieren, getrocknet und zerstoßen, den Großteil ihrer Wirkkraft.

Knoblauch; *Allium sativa*
Um allgemeines Wohlbefinden zu erlangen, mische man Knob-

lauch in die Speisen, und man wird sich alsbald einer kräftigeren Konstitution, sowohl körperlich als auch sexuell, erfreuen.

Dem asiatischen Brauch, den als hervorragendes Hautreizmittel wirkenden Knoblauch auf das männliche Glied zu reiben, um die Erektion zu fördern, scheint mir in der westlichen Welt wenig Erfolg beschieden zu sein, zumal es den Geruchssinn der weiblichen Partner verletzen könnte.

Knollen-Knöterich; *Polygonum viviparum*
Obwohl der Glaube, der chinesische *Knollen-Knöterich* besitze aphrodisische Eigenschaften, beinahe legendär ist, konnte bis zum heutigen Tage kein Beweis für die Wirkung erbracht werden.

Die Pflanze gehört zur Familie der *Menispermacea,* die aphrodisische Arten umfaßt, und so bleibt der Spekulation weiterhin Tür und Tor geöffnet.

Der chinesische *Knollen-Knöterich* enthält Flavon, Pararabin, Phyloroglucin, Ellagsäure und andere Wirkstoffe.

Königin der Nacht; *Cereus grandiflorus*
Die Blüte dieser kaktusähnlichen Pflanze, die in Mexiko, dem Südwesten der Vereinigten Staaten und auf Jamaika wächst, ist wegen ihrer sexuell anregenden Eigenschaften oft und gern benutzt worden.

Um die Sexualität zu beleben, soll man 500 mg (½ g) der frischen Stengel und Blüten kauen. Zerdrückt man 600 mg davon und läßt sie wenigstens eine Stunde in Whisky, Branntwein oder Rum liegen, so wird das Getränk sexuelle Empfindungen hervorrufen können.

Man hat die Blüten allein auch zur Behandlung von Prostataleiden, sexuellen Erschöpfungszuständen und Menstruationskopfschmerzen benutzt. Sie wirken ferner als Herztonikum, kreislaufanregend und entschlackend.

Koisunda – Aphrodisiakum und potenzsteigernde Pflanze
Die Samen des *Koisunda*-Krautes, das in Indien heimisch ist, werden von der Landbevölkerung als Aphrodisiakum und zur Behandlung sexueller Impotenz benutzt.

Man nimmt die zerstoßenen Samen mit Milch und Honig ein.

Kokastrauch; *Erythroxylum coca*

Die Blätter des *Kokastrauches* sind ein altbewährtes und beliebtes Genußmittel einiger Staaten Südamerikas: vor allem in Peru, wo es unter Regierungskontrolle verkauft werden kann; in Ecuador, Bolivien und Brasilien, wo man es zwar nicht mehr legal erhält, es jedoch ganz offen von der einheimischen Naturheilkunde weiterbenutzt wird.

Die Indios dieser Länder kauen die getrockneten Blätter, von denen sie die Rippen entfernt haben, mit etwas Bananenasche oder einem leicht kaustischen Mittel – etwa Kalk. Diese Mischung dient als Aphrodisiakum, als allgemein anregendes Mittel und in der allgemeinen Kräuterkunde als Tonikum und Schmerzmittel.

Das Alkaloid, *Kokain,* wird aus dem Coca-Blatt isoliert. Der Gebrauch des Kokains ist in den meisten Ländern verboten, und doch wird das weiße Pulver illegal dort erhältlich sein.

Das üblicherweise durch die Nasenschleimhäute eingeschnupfte Kokain stimuliert die Libido und führt zu einer unüblichen Verlängerung des Sexualverkehrs. Ehemalige Süchtige behaupten, daß dieses Rauschmittel geraucht, geschnupft, injiziert oder in Alkohol aufgelöst getrunken werden kann. Zahnärzte benutzen Kokainderivate, um das Zahnfleisch der Patienten vor Zahnextraktionen örtlich zu betäuben.

Die Indios Perus, die am Tag zwischen 30 und 90 g Coca-Blätter kauen, glauben, daß der Strauch den Körper stärkt, da Hunger, Durst und Müdigkeit kaum mehr empfunden werden. Forscher, die das habituelle Coca-Blätter-Kauen untersuchten, konnten nichts Negatives über die Gewohnheit berichten. Gefährlich ist hingegen der längere Gebrauch des isolierten Alkaloids Kokain, das innere Beschwerden auslösen kann und vor allem zur Sucht führt.

Coca wurde von den Inkas als »Heilige Pflanze« verehrt. Der Konsum war der Priesterklasse vorbehalten.

Kolben-Bärlapp; *Lycopodium clavatum*

Aus den Sporen des *Kolben-Bärlapp* kann man ein Infus mit sexuell anregender Wirkung bereiten.

Arzneilich besitzt diese Moosart außerdem appetitanregende

Eigenschaften. Die Sporen wurden sogar als Staubpulver benutzt, das die Haut vor Abschürfungen schützen sollte.

Korallenbaum, Westindischer; *Erythrina indica*
Der *Korallenbaum* wächst in Indien und in Teilen Australiens. Die jungen Wurzeln der weißblühenden Art werden zerstoßen und als Infus bereitet; die abgeseihte Flüssigkeit dient dann als Aphrodisiakum. Die Blätter werden mitunter als Linderungsmittel auf schmerzende Gelenke gelegt.

Koreanische Beere, Rote; *Schizandra chinensis*
Die *Schizandra chinensis* ist in Ostasien heimisch. Die roten Beeren der Pflanze enthalten den Wirkstoff, der zur Erhaltung männlicher Potenz angewandt wird.

In Rußland und China werden die Beeren oder besser der Wirkstoff *Schizandrin*, der ärztlichen Tests zufolge Aufmerksamkeit und Bereitschaftszustand erzeugt, gegen Nierenbeschwerden, zur Bekämpfung von körperlichen und geistigen Erschöpfungszuständen, als Tonikum, Verjüngungs- und leicht harntreibendes Mittel benutzt. Dieser chemische Stoff wurde unter anderem als Appetitzügler bei der Behandlung von Übergewicht verschrieben.

Korkholzbaum; *Duboisia myoporoides*
Die australischen Ureinwohner bohrten Löcher in den Stamm des *Korkholzbaumes*, in die sie Wasser oder eine andere Flüssigkeit gossen und über Nacht stehen ließen. Am nächsten Morgen tranken sie den Saft, der so stark war, daß er in einen rauschartigen Zustand mit merklich erotischen Empfindungen versetzte.

Der aktive Stoff scheint das Duboisin, eine dem Hyoscyamin ähnliche Droge zu sein.

Vorsicht! Man sollte mit diesem Mittel lieber nicht herumexperimentieren, da eine auch nur leicht überhöhte Dosis tödlich sein kann.

Krabben – ein Meeresaphrodisiakum; **(Shrimp)**
In einigen Ländern der Erde werden *Krabben* wegen ihres

Rufes, die männliche Erektion zu stimulieren und zu vergrößern, als Aphrodisiakum gegessen.

Wie alle Meeresfrüchte sind *Krabben* reich an Vitaminen und Mineralstoffen.

Krötenechse – Eidechsen-Aphrodisiakum; *Phrynocephalus frontalis*

Die als *Phrynocephalus frontalis* bekannte Krötenechse lebt in Ostasien und ist vor allem in der chinesischen Provinz Kanton zahlreich vertreten, wo sie neben oder im Wasser lebt.

Kurz vor Abenddämmerung klettern die Echsen auf die Banyanbäume, wo sie bei der Paarung gesammelt werden. Man kocht sie über Dampf und läßt sie in der Sonne trocknen, um daraus ein sehr wirkungsvolles Aphrodisiakum zu bereiten. In der Humanmedizin werden im Gegensatz zur Tiermedizin die männlichen Eidechsen zur Stimulierung des Mannes, die weiblichen zur Belebung der Frau bestimmt.

Die getrocknete Krötenechse dient ferner als Mittel gegen Lungenbeschwerden, ausbleibende Regelblutungen, Asthma sowie Nieren- und Blasensteine.

In China hat man damit sogar bei der Behandlung Zuckerkranker einige Erfolge erzielt.

Krötengift – ein ungewöhnliches Aphrodisiakum

Krötengift wird in einigen Provinzen Chinas als aphrodisisches Mittel verwendet. Man träufelt es auf Maulbeerbaumblätter, die dann an einen schattigen Ort gebracht und dort über Nacht gelassen werden. Dieses Aphrodisiakum ist sowohl für westliche als auch fernöstliche Begriffe teuer.

Kubebenpfeffer; *Piper cubeba*

Die getrockneten, unreifen Beeren des tropischen *Kubebenpfeffer*-Strauches sind zur sexuellen Stimulierung angewandt worden. Dieser Brauch entwickelte sich bestimmt infolge der Wirkung, welche die Beeren und das Öl auf die Schleimhäute ausüben.

Ein Infus aus den Blättern sollte man zwei Wochen vor dem

Geschlechtsverkehr trinken. Eine tägliche Einnahme soll vor allem die männlichen Fortpflanzungsorgane stärken.

Zur direkten Einnahme kann man die Beeren mahlen und über Nacht in Branntwein oder Whisky einlegen.

Kuckuckskörner (Fischkörner); *Anamirta paniculata, Cocculus indicus*
Die Samen und Beeren dieser ostindischen Kletterpflanze dienen als sexuelle Stimulanzien. Der aktive Wirkungsstoff heißt Picrotoxin. *Cocculus* ist eine äußerst giftige Pflanze, die – so nordamerikanische Berichte – Brechreiz auslöst, wenn sie eingenommen wird.

Vorsicht! Von einer sexuell stimulierenden Verwendung wird dringend abgeraten. Wegen der chemischen Wirkkraft der Beeren wurden diese gelegentlich in Pulverform beim Fischfang (deswegen der Name Fischkörner) benutzt: man betäubt die Fische damit, um sie leichter fangen zu können.

Salben mit den pulverisierten Samen haben sich bei der Behandlung hartnäckiger Hautbeschwerden bewährt.

Kuei – männliches Aphrodisiakum
Kuei, ein in chinesischen Gewässern lebender Fisch, wird gefangen, tranchiert und mit einer Sauce aus Essig, Knoblauch, Ingwer und gesalzenen Gemüsen angemacht serviert.

Diese Zubereitung dient als männliches Aphrodisiakum, wird aber auch zur Behandlung von Asthma, Rheumatismus, Magenkrämpfen, Sodbrennen und anderen körperlichen Funktionsstörungen gereicht.

Kürbiskerne – die Potenzsamen
Die Kerne des gewöhnlichen Kürbis sind schon seit Jahren bei einigen Eingeweihten ein beliebtes Vorbeugungs- oder Heilmittel gegen männliche Impotenz und gegen Prostataerkrankungen.

Die Bauern aus den Balkanländern und durch die Lande ziehende Zigeuner verzehren eine tägliche Ration davon. Doch diese Gruppen haben nichts über die erotischen Kräfte der Kürbiskerne nach außen sickern lassen.

Kürbiskerne sind reich an Magnesium, Eisen, Phosphor, Calcium, Vitamin A und B-Komplexen. Man konnte bis jetzt noch nicht den Wirkstoff oder die einzigartige Kombination von Substanzen isolieren, welche die männliche Potenz und wohl auch Fruchtbarkeit steigern sowie die normale Funktionstüchtigkeit der Prostata sichern.

In den Vereinigten Staaten ist es gesetzlich verboten, *Kürbiskerne* – oder jegliches andere Mittel – werbungsmäßig als Mittel zur Steigerung männlicher Potenz anzubieten. Im Handel müssen diese Stoffe entweder als allgemeine Aufbaustoffe oder aber sehr vage beschrieben werden. In anderen Ländern, wo dies nicht verboten ist, wird selten die aphrodisierende Wirkung einer Substanz hervorgehoben, sofern es sich nicht um ein altbekanntes Mittel handelt.

Man kann die rohen, enthülsten *Kürbiskerne* oder Kürbiskernölkapseln von etlichen Versandfirmen beziehen.

Trotz steigenden Preises oder trotz Werbungsverbotes in den Vereinigten Staaten entdecken immer mehr Männer die heilenden und vorbeugenden Eigenschaften dieser Pflanze. Ungeröstete Kerne sind den gerösteten vorzuziehen, da jegliche Wärmebehandlung die Wirkkraft vermindert.

In der Bundesrepublik entdeckte ein deutscher Forscher, daß der belebende und aufbauende Effekt der *Kürbiskerne* auf ein oder zwei Inhaltsstoffe zurückzuführen ist. Diese Substanzen ergänzen oder vermehren die männlichen Sexualhormone oder kurbeln die Sekretion männlicher Hormone an. Der Arzt vertrat die Ansicht, daß dies unter anderem den Druck auf die Prostata vermindern und die Schwellungen rückgängig machen könnte, die normalerweise bei reduzierter Hormonproduktion im Alter auftreten. Er meinte ferner, daß ältere Männer, um Prostatabeschwerden und Impotenz vorzubeugen, täglich eine Handvoll dieser Kerne essen sollten.

Langsporige Elfenblume; *Epimedium macranthum*
Dieser ostasiatischen Pflanze wird die Eigenschaft nachgesagt, die Manneskraft zu stärken.

Nach Einnahme der Pflanze konnte eine erhöhte Fruchtbarkeit und Spermienproduktion beobachtet werden. Sie vermag zudem den Körper zu verjüngen. Die Kleinstdosierung ist 600 Milligramm der getrockneten Wurzel.

Vorsicht! Die Dosierung sollte langsam erhöht werden, wobei dies jeweils durch Zusatz von maximal 50 mg geschieht.

L-DOPA – Arzneimittel gegen Parkinson'sche Krankheit
Das rezeptpflichtige L-DOPA-Präparat ist ein Dihydrooxyphenyl-L-alaninderivat. Es hat bekanntlich bei so manchem den Geschlechtstrieb gesteigert.

Vorsicht! L-DOPA kann Sehstörungen, Übelkeit, Schlappheit, Depression und andere Unannehmlichkeiten mitbewirken. Es wird normalerweise bei Parkinson-Beschwerden verschrieben und sollte niemals gleichzeitig mit anderen Medikamenten oder Drogen, Alkohol miteinbeschlossen, genommen werden.

LHRH – Luteinisierungs-Hormon – ›Releasing-Hormone‹
LHRH ist das vom Hypothalamus in die Hypophyse ausgeschüttete Hormon, welches die Produktion des Luteinisierungshormons in der Hypophyse anregt und somit die Ovulation und die Luteinisierung des Follikels bei der Frau und die Ausschüttung des männlichen Hormons Testosteron beim Mann bedingt. LHRH wurde von einem Ärzteteam am St. Bartholomew Hospital in London entdeckt. Dieses synthetische Hormon soll angeblich impotenten Männern ihre Virilität zurückgeben, indem es die Spermiendichte in der Samenflüssigkeit erhöht und nach einer Behandlungszeit von einigen Monaten mehrfache Erektion in kurzen Abständen hintereinander ermöglicht. Die Behandlung mit diesem Hormon bei jungen Männern mit verzögerter Pubertät erwies sich ebenfalls als erfolgreich. Nach Einnahme des Hormons wuchs plötzlich ihr Körperhaar, und sie produzierten mehr Testosteron.

Libelle, Chinesische – ein Insektenaphrodisiakum
Sowohl die rote als auch die blaue Art der *Chinesischen Libelle* wurde im Orient seit Jahrtausenden als Aphrodisiakum benutzt.

Arzneilich besitzt das getrocknete und pulverisierte Insekt den Ruf, den Samenerguß zu verzögern.

Lilienwurzeln; Familie der *Lilaceae*
Die Zwiebeln einiger Lilienarten sind als Aphrodisiaka benutzt worden. Man kann vor der Verwendung nur warnen, da einige Arten dieser Pflanzengattung äußerst giftig sind.

Lobelie, Blaue; *Lobelia siphilitica*
Die in Nordamerika heimische *Blaue Lobelie* wurde von den Meskwaki-Indianern zur sexuellen Stimulierung genommen. Die getrocknete und zerstoßene Wurzel wurde nicht selten in die Speisen der oder des Angebeteten gestreut.

Löwenschwanz, Chinesischer (Gras zum Segen der Mutter); *Leonurus sibirica*
Die Samen dieser mit dem Europäischen Herzgespann *(Leonurus cardiaca)* verwandten Pflanze wird in der chinesischen Medizin gegen Potenzverlust, zu starke Regelblutung und gegen Blutungen nach der Geburt verwendet.

Der Saft der Stengel hilft gegen schmerzhafte Menstruation sowie bei Störungen anderer Körperfunktionen.

LSD 25; *Lysergsäure-Diäthylamid*
LSD 25 oder einfach *LSD* ist ein in den meisten Ländern verbotenes Halluzinogen. Es wurde offiziell 1943 aus der Taufe gehoben, als Dr. Albert Hoffmann, Chemiker der Sandozwerke in Basel, beim Versuch, ein Kreislauf- und Atmungsstimulans zu synthetisieren, die Droge entdeckte.

LSD sollte auf jeden Fall – ungeachtet eventueller aphrodisischer Wirkungen – vermieden werden. Und zwar nicht weil es in den meisten Ländern illegal ist, sondern weil man die Wirkung nicht voraussagen kann.

Lycium; *Lycium chinense*
Die Wurzel und die Samen dieses rotbeerigen chinesischen Strauches werden wegen ihrer tonischen Wirkung auf die Geschlechtsorgane hochgeschätzt.

Die Chinesische Weisheit verspricht, daß Samen, Wurzeln, Sproßen und junge Blätter dieser Pflanze das Wohlbefinden erhöhen, die Augen klären und das Leben verlängern.

Madagaskar-Immergrün; *Catharanthus roseus*
Die getrockneten Blätter des *Madagaskar-Immergrüns* erzeugen erotische Wahnbilder und Halluzinationen. Der Rauch dieser Blätter enthält die Alkaloide Akuamin, Catharosin, Vincamin, Vinblastin, Vindolin und Vincristin, die eng mit dem aus dem afrikanischen Iboga-Baum gewonnenen Ibogain verwandt sind. Vincristin und Vinblastin werden in der klinischen Medizin als Hauptagenzien der Chemotherapie verwendet.

Vorsicht! Obwohl das wie Unkraut wachsende *Madagaskar-Immergrün* im Handel erhältlich ist, sollte niemand ohne ärztliche Überwachung mit den aphrodisischen Nebenwirkungen dieser Pflanze herumexperimentieren.

Malakken-Tee-Erbse; *Psoralea corylifolia*
In China wird die *Malakken-Tee-Erbse* zur Stärkung der Libido und Linderung von Menstruationsbeschwerden benutzt. Man hat sie ferner zur Behandlung von Schüttelfrost und als Betäubungsmittel bei gewissen Schmerzarten verwendet.

Maraba; *Kaempferia galanga*
Der Wurzelstock der Maraba, die in Neuguinea, Malaysien und Indien wächst und zur Familie der Gewürzlilien wie Ingwer gehört, ist dafür bekannt, daß er eine rauschartige Euphorie erzeugt und sexuell stimuliert.

Auf den Philippinen wird das Rhizom zur Linderung der Geburtsschmerzen und von Migräne benutzt.

Die Pflanze kann von einigen nordamerikanischen Baumschulen und Samenhändlern bezogen werden.

Marihuana – siehe **Hanf**

Maté (Südamerikanische Stechpalme); *Ilex paraguariensis*
Für die Erschöpften, Überarbeiteten und an Managerkrankheit Leidenden mag Maté, das als aktiven Stoff Koffein enthält, ein mildes Aphrodisiakum sein. Unter normalen Bedingungen handelt es sich jedoch um eine wohlschmeckende südamerikanische Pflanze, deren Blätter ein bei uns bekanntes Erfrischungsgetränk liefern, die aber nicht unfehlbar als erotisches Stimulans wirken.

Weitere südamerikanische Maté-Arten sind *Psoralea glandulosa* und *Cassina paragua.*

Matico; *Piper angustifolium*
Seit Jahrhunderten bereiten die Indianer Perus aus den getrockneten Maticoblättern ein sexuell stimulierendes Getränk. Man überbrüht einen Teelöffel der Blätter mit einer Tasse sprudelnd kochendem Wasser und läßt es zwanzig bis dreißig Minuten ziehen. Dann seiht man die Flüssigkeit ab und trinkt sie kühl.

Meerträubel; *Ephedra pachyclada*
Dieser Busch aus Nordwestindien ist mit der *Ephedra nevadensis* verwandt, die das Volk auch Mormonentee nennt. Die *Ephedra nevadensis* wächst in den Wüsten der Südweststaaten Nordamerikas und wird dort als Tonikum benutzt. *Ephedra vulgaris,* welche die Chinesen *Ma Huang* nennen, wird als traditionelles Bronchial- und Asthmamittel gebraucht.

Auf dem Khyber-Paß in Afghanistan wird die *Ephedra pachyclada* in Milch gekocht und zur sexuellen Stimulierung eingenommen.

Obwohl auch andere Arten der *Ephedra* psychoaktive Eigenschaften besitzen (das daraus isolierte Alkaloid Ephedrin wirkt gefäßzusammenziehend und herzanregend), werden sie praktisch nie für halluzinogene Zwecke gebraucht.

Men-tung; *Asparagus lucidus*
Die Knollen dieser Kriechpflanze mit den schuppenartigen, stacheligen Blättern kann, nimmt man sie über längere Zeit ein, als potenzsteigerndes Mittel verschrieben werden. Für arzneiliche Zwecke werden die Wurzeln in Zucker konserviert.

In der Kräuterheilkunde Chinas und Japans wird *Men-tung* wegen seiner tonischen, nervenstimulierenden, magenstärkenden und expektorierenden Eigenschaften benutzt.

Metamphetamin; *Trimethoxy amphetamine*
Metamphetamin ist eine sexuell stimulierende Droge mit zuweilen psychedelischer Wirkung. Derjenige, der sie nimmt,

wird in einen angenehmen Trancezustand versetzt, der dem durch Kokain ausgelösten ähnelt.

Die Wirkung des *Metamphetamins* setzt mitunter erst eine Stunde nach Einnahme ein, doch dann sehr stark.

Vorsicht! Amphetamine werden nur noch ganz selten in der Medizin benutzt, da sie zu akuten Psychosen und psychischer Abhängigkeit (Sucht!) führen. Ihr Gebrauch ist in Deutschland sowie den meisten europäischen Ländern, den Vereinigten Staaten und Kanada gesetzlich eingeschränkt worden.

Methaqualon – ein Beruhigungs- und Schlafmittel
Methaqualon ist eine rezeptpflichtige Droge, die in den USA unter den Markennamen Quaalude, Mandrax, Sopor usw. durch illegale Kanäle der *Underground*-Kultur verteilt wird.

Methaqualon ist ein betäubendes und beruhigendes Mittel, welches sowohl bei Männern als auch Frauen sinnliche Fantasien erzeugt und den Wunsch nach sexuellen Erfahrungen weckt. Und doch zögere ich trotz der angeblich erotisierenden Wirkung dieses Mittels, es als ein echtes Aphrodisiakum zu bezeichnen.

Die Droge wirkt ähnlich dem Alkohol und Kokain enthemmend; wie bei den Barbituraten kommt es nach Abklingen des Präparats zu einer regelrechten Katerstimmung. Die Gewöhnung an dieses Medikament ist schnell hergestellt, doch wird niemand unvorsichtig genug sein, um die ihm verschriebene Dosis erhöhen zu wollen.

Zum Einschlafen genügt eine Dosis von 150 bis 300 Milligramm; 75 bis 150 Milligramm werden jedoch ausreichen, um tagsüber den beruhigenden und entspannenden Effekt auszulösen.

Vorsicht! Diese Arznei sollte ausschließlich unter ärztlicher Überwachung eingenommen werden, da psychische Abhängigkeit (d. h. Sucht) beobachtet worden ist.

Metternich-Azalee; *Rhododendron metternichii*
Die Blätter dieser japanischen und chinesischen Pflanze sollen angeblich stark aphrodisierend wirken.

Im Fernen Osten empfiehlt man den Frauen, diese Blätter

nicht einzunehmen, da sie durch ein über die Maßen erotisches und sinnliches Verhalten ihre gerühmte Bescheidenheit gefährden könnten.

Die Blätter des Rhododendron werden ferner als Mittel bei inneren Verletzungen, zur Stärkung der Nieren und bei Schnupfen und Fieber benutzt.

Micropholis; *Micropholis obtusifolia*
Im brasilianischen Staat Maranhao wird *Micropholis obtusifolia*, meist in Zuckerrohrbranntwein eingelegt, als sexuelles Stimulans genommen.

Mimose; *Mimosa hostilis*
Diese Pflanze wächst im brasilianischen Staat Pernambuco wild, wo die Pancaru-Indianer aus den Wurzeln ein Dekokt herstellen, daß als Wein von Jurema bekannt ist.

Die Flüssigkeit enthält Dimethyltryptamin (DMT), ein starkes Halluzinogen.

Es wird behauptet, daß jener, der davon trinkt, Visionen und mitunter sexuelle Erregungszustände erleben wird.

Andere brasilianische Stämme benutzen die Wurzel eines verwandten Strauches – *Mimosa verrucosa* –, der ebenfalls DMT enthält, für ähnliche psychedelische und aphrodisische Zwecke.

Mimose; *Mimosa pudica*
Die Empfindlichkeit der *Mimose* ist sprichwörtlich, und so nennt man auch sensible, leicht verletzbare Menschen mimosenhaft. Die Pflanze ist in Zentralamerika, Mexiko und Brasilien heimisch, wird aber in den Vereinigten Staaten und Europa erfolgreich in Treibhäusern oder in wärmeren Ländern im Freien angepflanzt.

Die Eingeborenen der Amazonasmündung weichen die Blätter der *Mimose* in ihrem Wurzelsaft ein und wickeln dann die Blätter um die Fußsohlen und den Brustkorb. Dies soll sexuell erregen und einen mehrfachen Höhepunkt ermöglichen.

Ähnliche Absorptionstechniken sind auch in anderen Ländern geläufig.

Die Wurzel der *Mimose* enthält etliche Tryptaminderivate,

die in die Kategorie der psychedelischen/aphrodisischen Substanzen gehören.

Mineralstoffe *siehe* **Vitamine und Mineralstoffe**

Minze, Asiatische; *Lagochilus inebrians*
Es ist wahrscheinlich, daß derjenige, der die *Asiatische Minze* ihrer halluzinogenen Wirkung wegen einnimmt, sexuelle Nebenwirkungen erfahren wird.

Die getrockneten Blätter der Pflanze enthalten ein psychedelisches und leicht aphrodisisches Alkaloid.

Mitragyna; *Mitragyna speciosa*
Die Blätter der südostasiatischen Pflanze enthalten einen toxischen Stoff – das Mitragynin.

In Bangkok und anderen südostasiatischen Großstädten können die frischen Blätter der *Mitragyna* zum Kauen und die getrockneten Blätter zum Rauchen erstanden werden.

Geraucht oder gekaut werden die Blätter in einen Zustand der Euphorie versetzen, der jenem durch den Opiumrauch hervorgerufenen ähnlich ist. Sexuelle Stimulierung ist nicht ausgeschlossen, falls man den Gebrauch nicht übertreibt.

Mohn, Kalifornischer oder Schlafmützchen; *Eschscholzia californica*
Der Kalifornische Mohn wird oft als leichtes Betäubungs- und Rauschmittel benutzt, ähnlich dem opiumhaltigen Schlafmohn.

Ich bin mir nicht sicher, ob die narkotische Wirkung Aphrodisie hervorrufen kann, es kann aber nicht ausgeschlossen werden. Doch wird langzeitiger Gebrauch der Mohnalkaloide zur Erhöhung der sexuellen Aktivität ein Individuum eher impotent machen, wenigstens solange es die Droge einnimmt. Die Potenz wird einige Zeit nach Absetzen wieder hergestellt.

Mondsame, Kanadischer; *Menispermum canadense*
Die Wurzel dieser kanadischen und nordamerikanischen Pflanze enthält den Wirkstoff Menispin; sie wird als aufbauendes Potenzpräparat verwendet und ersetzt darin oft die Sarsaparillenwurzel.

Monitor – eine aphrodisische Eidechse
Diese Eidechse trägt den wissenschaftlichen Namen *Varanus salvator.*

Die Ausschwitzung der Schuppen dieser Eidechse sind in Ostasien als sexuelles Stimulans benutzt worden. Die geeignete Dosis ist 1 Drachme (= ungefähr 2 g) davon, das man in warmem Wein gemischt trinkt.

Moschus; *Hibiscus moschatus*
Moschus gehört zur Familie der Malvengewächse *(Malvaceae),* die in Ostindien und anderen Teilen Asiens heimisch sind. Innerlich angewandt besitzt *Moschus* einen hervorragenden Ruf als Aphrodisiakum. Im 19. und Anfang des 20. Jahrhunderts benutzte man die Samen äußerlich als Tinktur gegen sexuelle Apathie. Es wird erzählt, daß *Moschus* einem Achtzigjährigen die Manneskraft zurückgeben kann.

In der Behandlung allgemeiner Beschwerden wird *Moschus* vor allem bei Nervosität und Hysterie erfolgreich angewandt.

Muira-Puama; *Liriosma ovata*
Eine der bekanntesten und wichtigsten sexuell stimulierenden Pflanzen Brasiliens ist die *Muira-Puama,* die zur Familie der Ölbaumgewächse *(Oleaceae)* gehört und im Gebiet der Brazil-Mündung des Amazonas wächst.

Die rosafarbene Wurzel enthält eines der verläßlichsten Sexualstimulanzien, die mir bekannt sind: Bei 70 % der von mir getesteten Individuen bewährte sich die *Muira-Puama* als Aphrodisiakum.

600 mg bis 1,2 g des Wurzelpulvers werden in einer Gelatinekapsel eingenommen. Die Zeitspanne zwischen Einnahme und Wirkung mag individuell verschieden sein, doch waren ein bis zwei Stunden nicht ungewöhnlich.

Muira-Puama ist in den Vereinigten Staaten, Kanada und Deutschland erhältlich, wenn auch teuer.

Muira-Puama wirkt außerdem als Nerventonikum.

Muskatnuß; *Myristica fragrans*
Es wird so manchen verwundern zu erfahren, daß ein wohlbekanntes Küchengewürz wie die Muskatnuß leichte aphrodisi-

sche und psychedelische Wirkung besitzt und wegen dieser Eigenschaften schon seit Jahrhunderten, wenn auch selten im Westen, verwendet wurde. Mit der *Myristica fatua,* einer ähnlichen Art, können beinahe dieselben Wirkungen erzielt werden.

Muskatnußöl enthält die Wirkstoffe Myristicin, Safrol und Elemicin.

Myrrhenbaum, Balsambaum; *Commiphora molmol*
Einige Bibelstellen weisen deutlich darauf hin, daß das duftende Harz des *Myrrhenbaumes* schon seit Jahrtausenden als sexuelles Stimulans für den Mann und bewährtes Menstruationsheilmittel für die Frau geschätzt wurde.

Die alten Hebräer wußten um die spezielle Eigenschaft dieses Mittels. Im Hohenlied 1:13 symbolisiert die Myrrhe das Entzücken sexueller Vereinigung: »Mir ist mein Geliebter ein Myrrhenstrauß; soll er die ganze Nacht zwischen meinen Brüsten liegen.«

In demselben Lied wird die Myrrhe nochmals erwähnt (4:6):

»Bis daß der Tag anbricht und die Schatten fliehen, will ich mich auf die Berge der Myrrhe und die Hügel des Weihrauchs begeben.«

Moses wird von Gott angewiesen (Exod. 30:23):

»Und nehme von den drei wichtigsten Gewürzen – reiner Myrrhe, fünfhundert Schekel, und süßen Zimt, halb soviel, zweihundertfünfzig Schekel, und vom süßen Kalmus zweihundertfünfzig Schekel.«

Unter den Geschenken der Heiligen Drei Könige an das Jesuskind befand sich *Myrrhe,* die in alten Zeiten zu Ehren gereicht wurde. In biblischen Zeiten wurde die Pflanze ferner als Mittel gegen allgemeine Schwächezustände sowie Bronchial- oder Lungenbeschwerden benutzt.

Auf einer altägyptischen Papyrusrolle, die um 2000 v. Chr. datiert werden konnte, wird die Myrrhe erwähnt. Man benutzte sie als Ingredienz von Parfümen, Weihrauch und duftenden Ölen – vor allem dem altägyptischen *Kyphi*-Öl, das beim Ausräuchern und Einbalsamieren Verwendung fand.

So manche moderne Hexe verspricht sich von dem heiligen

Kraut besondere Kräfte, Gutes zu bewirken. Um die Wirkkraft zu steigern, kann man es mit Weihrauch mischen. Bei äußerlicher Anwendung lindert und heilt *Myrrhe* Geschwüre, Wunden und Schürfungen.

Man nehme einen Teelöffel des Harzes und überbrühe es mit einem halben Liter kochend heißen Wassers. Nach zwanzig Minuten seiht man die Flüssigkeit ab, von der man viermal täglich einen Teelöffel nehmen soll.

Nachtschatten; *Solanum jacquin*
Diese Pflanze aus der Familie der Solanaceae wächst in Nordamerika, Europa und Asien. Trotz ihrer starken aphrodisischen Wirkung ist sie gefährlich, und man sollte von einer unkontrollierten Einnahme absehen.

Nandina; *Nandina domestica*
Dieser chinesische immergrüne Strauch, der der Stechpalme ähnelt, trägt im Winter rote Beeren.

Nandinasamen werden zur Stärkung und Erhaltung männlicher Potenz eingenommen. Samen, Zweige und Blätter sollen das Leben verlängern, den Alterungsprozeß aufhalten, Erkältungen heilen und Müdigkeit beseitigen.

Narkotika als sexuell stimulierende Mittel – siehe auch **Opium**
Betäubungsmittel können zu einer sowohl psychischen als auch körperlichen Abhängigkeit führen, weswegen ihr Gebrauch oder die Verschreibung dieser Mittel durch Vertreter der Heilberufe meist gesetzlich geregelt, eingeschränkt oder selbst verboten ist. Narkotika wurden – bisweilen illegal – in den meisten Kulturen als Aphrodisiaka benutzt. Der Konsum ist selbstregulierend, insofern ein übertriebener oder langzeitiger Genuß der Droge die gewünschte Wirkung einer Steigerung des Lustgefühls in eine Dämpfung verkehren kann. Dieser abschwächende Effekt ist nur vorübergehend: die Libido normalisiert sich kurze Zeit, nachdem man das Präparat absetzt. Es gibt hie und da Ausnahmen. So kann es durchaus vorkommen, daß jemand selbst bei Überdosierung eines Narkotikums keine

unerwünschten Nebenwirkungen im sexuellen Bereich erlebt, doch wie gesagt: solche Fälle sind äußerst selten!

Im Laufe der Zeit – und auch noch heute – hat man eine ganze Anzahl von Narkotika zur sexuellen Stimulierung benutzt. Diese Drogen sind zum Teil natürlich, wie Opium, Morphin, Alkohol und Nikotin, oder synthetisch sowie halbsynthetisch, sowie die nicht-narkotischen Cocablätter oder Kokain, das meist zu den Rauschmitteln gezählt wird. Dasselbe gilt von rein pflanzlichen Betäubungsmitteln wie etwa Lactucarium und dem jamaikanischen Hartriegelstrauch.

Einige Forscher behaupten, daß Morphin ähnlich *Strychnos nux vomica*, woraus Strychnin gewonnen wird, die Reizempfindlichkeit des Zentralnervensystems heruntersetze.

Eine große Dosis oder viele langzeitig eingenommene kleine Dosen von Morphin schmälern gewöhnlicherweise den Geschlechtstrieb des Mannes und der Frau. Die gewöhnliche Dosis, ungefähr 15 mg, wird Schmerzen lindern, den langersehnten Schlaf herbeiführen und entspannen – meist *ohne* sexuelle Erregung zu verursachen.

Eine kleinere Dosis Kokain kann mitunter das sexuelle Lusterleben steigern.

Ein jeder hat schon von den angenehmen sexuellen Fantasien gehört, die der Opiumrauch hervorruft. Längerer Gebrauch oder Gewöhnung wird den Rauchenden mit ziemlicher Sicherheit sexuell desinteressiert, wenn nicht impotent machen – zumindest zeitweilig. Kleinere Mengen mögen auch sexuell euphorisierend wirken; größere Dosen sind ein Beruhigungsmittel breiter Wirkung.

In wissenschaftlichen Kreisen ist immer wieder vermutet worden, daß der Sexualtrieb des Drogenabhängigen oder Süchtigen allein deswegen vermindert ist, weil die Einnahme der Droge alle oder beinahe alle emotionellen Bedürfnisse befriedigt.

Niando; *Alchornea floribunda*

Die Wurzelrinde von *Niando*, eines in Nigeria, Uganda und Liberia heimischen Strauches, wird in dem Landwein maceriert zu einem Aphrodisiakum verarbeitet.

Einigen Berichten zufolge heitert dieses Getränk zuerst auf und läßt denjenigen, der es genießt, niedergeschlagen zurück, da dem sexuellen Hochgefühl fast immer eine depressive Phase folgt.

Vorsicht! Die Wirkstoffe von *Niando* sind nicht isoliert worden. Eine Überdosis könnte tödlich sein.

Ölkäfer (Chinesische Kantharide); *Mylabris cichorii, Mylabris sidas* – ein tierisches Aphrodisiakum
Die gewebereizenden Stoffe dieses Insekts, das man in China unter dem Namen *Yuan Ching* kennt, werden getrocknet und medizinisch ähnlich der Spanischen Fliege als sexuelles Stimulans verordnet. Der *Chinesische Ölkäfer* wird meist auf den Blättern und Ästen des Seidelbastes gefunden.

Das Blut der beiden Arten des Chinesischen Ölkäfers enthält Cantharidin, weswegen sie dieselben aphrodisischen Eigenschaften wie die Spanische Fliege besitzen, die in auch nur gering überhöhter Dosis zum tödlichen Aphrodisiakum wird.

Die Ölkäfer Chinas sind genauso gefährlich wie die Spanische Fliege in unerfahrenen Händen. In der Medizin werden diese Insekten vorsichtig gegen Neuralgien, Muskelentzündungen und Rheumaschmerzen eingesetzt. Diese Anwendung kommt jener der *Lytta vesicatoria* gleich, wie die berühmte Fliege in botanischen Kreisen heißt.

Der Ölkäfer ist sowohl in der fernöstlichen als auch abendländischen Medizin gern und oft benutzt worden.

Er wurde zuweilen als Abtreibemittel (Abortivum) gegeben.

Ololuique (Mexikanische Trichterwinde); *Rivea corymbosa*
Die Schleier des Geheimnisses umgaben sehr lange die *Ololuique*-Pflanze, welche erstmals in einem spanischen Buch über die Heilpflanzen Mexikos aufgeführt und von den Eingeborenen als Halluzinogen und Aphrodisiakum angebetet wurde.

Heutzutage hat sich das Rätsel um diese *Mexikanische Trichterwinde,* die unter dem wissenschaftlichen Namen *Rivea corymbosa* bekannt ist, gelöst. Samen der Pflanze können in Mexiko und mitunter auch in den Vereinigten Staaten gefunden werden.

Ophiopogon; *Ophiopogon japonicus, Ophiopogon spicatus*
In der chinesischen Medizin werden die aromatischen Wurzeln dieser beiden Schlangenbart-Arten als Stärkungsmittel und Aphrodisiaka geschätzt. Sie sollen angeblich das Gedächtnis bessern und die Fruchtbarkeit steigern.

Opium
Obwohl *Opium* ein Betäubungsmittel ist, kann es in kleinen Dosierungen aphrodisierende und erotisierende Eigenschaften entfalten.

Indem es auf das Flucht- und Furchtzentrum im Gehirn euphorisierend wirkt, entspannt es den Körper und ruft geistige und körperliche Empfindungen hervor, die einem erotischen Lustempfinden zugute kommen können. *Opium* verlängert zudem den Geschlechtsverkehr, da es den Penis desensibilisiert. Unter dem Einfluß dieser Rauschdroge mag der sexuelle Höhepunkt intensiver erlebt werden.

Der fortgesetzte Genuß der Droge löst beim Manne indes Impotenz und bei der Frau sexuelles Desinteresse aus.

Opium ist in den meisten Ländern verboten und kann nur unter ausdrücklicher Verschreibung eines Arztes eingenommen werden.

Orchidee (Knabenkraut); *Orchis maculata*
Von alters her ist die *Orchidee* mit der Erotik assoziiert worden. In der griechischen Mythologie wurde Orchis, Sohn eines Satyrs und einer Nymphe, von den Bacchanten erschlagen und kehrte in Form einer Orchidee ins Leben zurück. Die Blume war die Nahrung der Satyren und angeblich auch der Grund für das lüsterne Verhalten dieser Waldgötter. Satyrion, der archaische Name der Orchideen, ist ein orchideenartiges Aphrodisiakum.

Dem griechischen Philosophen Theophrastus zufolge sind die aphrodisischen Eigenschaften der *Orchidee* so stark, daß eine einzige Anwendung der Pflanze auf das männliche Genital den Glücklichen befähigen soll, zwölfmal nacheinander »seinen Mann zu stehen«!

Im 19. Jahrhundert war Salep, ein sonst nur im Nahen Osten, Griechenland und Rußland bekanntes Getränk aus den Wurzelknollen ostasiatischer Orchideenarten, in Europa sehr beliebt. Die Europäer benutzten es nicht nur wegen seiner erfrischenden Qualitäten, sondern auch weil es den Körper und in dem Sinne auch die Geschlechtsorgane verjüngte.

Die Türken benutzten *Orchis morio* eine der *Orchis maculata* verwandte Art als Aphrodisiakum. Der Blume schrieb man besondere, übernatürliche Kräfte zu. Reisende nahmen die ganze Pflanze auf ihrem langen Weg mit, um ein Allheilmittel bei sich zu tragen.

Heutzutage werden die *Orchis*-Arten nur sehr begrenzt bei sexuellen Beschwerden eingesetzt – und zudem eher in Asien als in Europa und Nordamerika.

Die Schulmedizin hat sich die Orchideenknollen wegen ihrer nerven- und magenstärkenden sowie antiskorbutischen Eigenschaften zu eigen gemacht.

Orobanche; *Orobanche ammophyla*
Die chinesische Kräuterkunde schreibt die getrocknete Wurzel der *Orobanche* als potenzsteigerndes Mittel für Männer und Fruchtbarkeitsdroge für Frauen vor.

Die Pflanze aus der Familie der Sommerwurz lindert auch Menstruationsbeschwerden und Spermatorrhöe.

Paliurus; *Paliurus ramosissimus*
Die Stacheln dieses chinesischen Kreuzdornstrauches werden als potenzsteigerndes Mittel verschrieben und sollen auf den gesamten Genital- und Harnbereich heilend oder stärkend wirken.

Man benutzt die Stacheln ferner um spontane Neuralgie-, Neuritis- und plötzlich auftretende Kopfschmerzen sowie quälendes Seitenstechen zu heilen. Die Früchte sind erfrischend und diuretisch.

P'ang-Chiang – ein Insektenaphrodisiakum
Das *P'ang-Chiang* ist ein zikadenartiges Insekt, welches auf dem in der chinesischen Provinz Kanton wachsenden Canarium-Baum lebt.

Fachgerecht getrocknete und pulverisierte Exemplare finden als sexuelles Stimulans reißenden Absatz.

Pantherpilz; *Amanita pantherina*
Dieser Pilz wächst in Europa, den Ost-, West- und Südstaaten Nordamerikas, in Kanada und Asien.

Dieser halluzinogene und höchst giftige Schwamm ist eine kleine Werkstatt von Hyoscyamin, Muscazon, Muscimol sowie Ibotensäure. Obwohl der Pilz aphrodisierend wirken kann, wird wegen der Giftigkeit von Selbstversuchen abgeraten.

Panti – Aphrodisische Jungspieße einer indischen Rehart
Panti, die Jungspieße des Maral- oder des westindischen Ganges-Rehwildes, werden seit langem als potenzstärkendes und -anregendes Mittel benutzt. Das Gangesreh gehört nunmehr zu den gefährdeten Arten; deswegen kontrolliert die sowjetische Regierung die verbleibenden Tierbestände, einige Hundert an der Zahl, und hat sie für medizinische Forschungen reserviert. Zuweilen kann man von orientalischen Apotheken noch das Gehörn der inzwischen auch selten gewordenen *Panti* oder Maralrehe erstehen.

Das Gehörn der Maralböcke oder anderer Reharten soll nicht die Wirkkraft jenes der Gangesrehe besitzen. Als der Handel mit dieser Ware noch erlaubt war, erzielten ein paar Gestänge des Gangesbocks schwindelerregende Preise – bis zu etlichen tausend Dollar je Paar.

Man nahm das pulverisierte Horn in Alkohol eingeweicht oder trocken zu sich.

Passionsblume; *Passiflora incarnata*
Die *Passionsblume* ist in Westindien, den südlichen Vereinigten Staaten und Südamerika heimisch. Trotz ihres Namens ist sie ein wirkungsvolles Beruhigungsmittel und eine leichte Rauschdroge, die kleine Mengen des aphrodisierend/halluzinogenen Wirkstoffes Harmin enthält.

Spanische Priester, die im 16. Jahrhundert mit den *Conquistadores* in die Neue Welt zogen, gaben der Pflanze ihren Namen, weil sie anscheinend die Passion Christi symbolisiert: Die fünf Kelchblätter und die fünf Blütenblätter sind die zehn treuen Apostel (also ohne den verleugnenden Petrus und den verräterischen Judas); die Krone über den Blüten ist die Dornenkrone, die fünf Staubgefäße sind die fünf Wunden Christi, die Ovarien sind der Hammer, mit dem er ans Kreuz geschlagen wurde, und die drei Griffel schließlich sind die Nägel, die man dazu benutzte.

PCPA; *P-Chlorphenylalanin*
Experimente mit Versuchstieren haben gezeigt, daß dieser Stoff ein starkes Paarungsverhalten auslöst.

Höchstwahrscheinlich wird diese Substanz niemals zur Behandlung gestörter oder verminderter menschlicher Sexualität benutzt werden können, da bei den Menschenversuchen bedenkliche Nebenwirkungen auf die Innenorgane sowie die negative Beeinflussung des Gemüts (Aggressionsgebärden) beobachtet wurden.

Pemolin – ein in der Medizin benutztes potenzsteigerndes/anregendes Mittel
In England wird *Pemolin* mit drei weiteren potenzsteigernden Stoffen – Yohimbinhydrochlorid, Methyltestosteron und Strychninsulfat – kombiniert als rezeptpflichtiges Präparat gegen Impotenz angeboten. Diese Arznei wird unter dem Namen Potesan Forte gehandelt.

Pemolin ist eine synthetische Substanz, die zuerst als Hirnstimulans bekannt wurde. Sie scheint die Konzentrationsfähigkeit zu stärken und dies mag auch den Hauptteil ihrer Steigerung der Liebesfähigkeit ausmachen.

Pemolinmagnesium ist hirnanregend, schärft das Gedächtnis und verhilft zu gezielter Aufmerksamkeit. Es ist ungewiß, ob dieses Präparat aphrodisische Wirkung besitzt, da bisher keine diesbezüglichen Versuche oder nur sehr unzureichende Experimente geführt worden sind.

Peucedanum; *Peucedanum decursivum*
Die Wurzel dieser Pflanze aus der Familie der Haarstranggewächse wurde von chinesischen Kräuterkundlern verschrieben,

um die Lebenskraft und somit auch die Libidoenergie zu steigern. Man rühmt an ihr ebenfalls nervenberuhigende und diuretische Eigenschaften.

Peyotl; *Lophophora lewinii* oder *williamsii*
Dieser kleine, kahle Kaktus wächst wild in Mexiko, Neumexiko und einigen Teilen von Texas. In Kalifornien kommt er nicht mehr vor.

Die psychedelische Eigenschaft des *Peyote* ist einigen Auslegern der Gegenkultur bekannt, da sie die Kaktusknöpfe als Aphrodisiakum verwenden. Die Knöpfe spielen in den Riten der Native American Church, einer 1914 konstituierten religiösen Verbindung fünfzig verschiedener Indianerstämme, eine wichtige Rolle und wurden zu diesem Zweck durch einen bundesrichterlichen Entschluß freigegeben. Trotzdem ist der Genuß in etlichen nordamerikanischen Staaten inzwischen verboten, und ein föderales Gesetz verbietet den Transport der Peyoteknöpfe über staatliche Grenzen hinaus.

Man erzählt sich verschiedene Geschichten darüber, wie der *Peyote* in die Volksmedizin und die religiösen Rituale der Indianer aus den Südweststaaten Amerikas eingeführt wurde. Im 16. Jahrhundert, wahrscheinlich noch früher, wurde diese Droge regelmäßig von den Indianern Nordmexikos benutzt. Die Legende will, daß ein in der Wüste verirrter Indianer, der des Hungers und Todes zu sterben drohte, einen der schrecklich schmeckenden Peyotlknöpfe verzehrte. Wie durch ein Wunder kam er wieder zu Kräften und fand den Weg zu seinem Stamm zurück. Nachdem er sein Abenteuer erzählt hatte, verehrte man den *Peyote-Kaktus* als einen Gott oder einen Götterboten.

Zu den wahrscheinlicheren Erzählungen gehört die Geschichte von Quannah Parker, einem Nokoni Komantschenhäuptling, der im 19. Jahrhundert aus Mexiko einige Peyote-Knöpfe mitbrachte, um den Schmerz offener Wunden zu lindern. Es dauerte nicht lange, und der Gebrauch der Kakteen wurde unter den Komantschen und ihren Brüdern, den Kiowa, sehr beliebt.

Dreißig und mehr Indianerstämme, von Nordmexiko bis zu den südwestlichen Gebieten der Vereinigten Staaten, und von da bis zum Südwesten Kanadas, haben den halluzinogenen Peyotl zum Bestandteil ihrer religiösen Riten gemacht – nämlich, um damit eine erlösende und befreiende Vision zu erreichen. Sie behaupten, daß der Große Geist durch den *Peyote* ohne Beistand eines Priesters, Predigers oder Medizinmannes direkt mit dem Individuum Kontakt aufnimmt. In früheren Zeiten benutzten gewisse Indianerstämme den *Peyote-Kaktus*, um im Kriege mutiger und kräftiger zu sein und um Schmerzen zu lindern.

Das wichtigste Alkaloid des Peyotl ist das Meskalin, das ebenfalls den Hauptteil an halluzinogener Wirkung und wahrscheinlich auch der dazugehörenden aphrodisischen Stimulierung ausmacht.

Ich kann nur vor dem Genuß der Peyote-Knöpfe warnen. Roh oder gekocht: Sie schmecken gräßlich, um nicht zu sagen, ekelerregend.

Pfeffer – verschiedene Arten
Das uns wohlbekannte Küchengewürz kann – zumindest die Samen einiger Pfefferpflanzenarten – leichte aphrodisische Wirkung haben.

Seine Wirkung ist wie bei der Spanischen Fliege und den Ölkäferarten (wenn auch schwächer) auf die lokalreizende Eigenschaft zurückzuführen – er kann also den Harnweg reizen (oder anregen) und ruft somit sexuelle Empfindungen hervor, welche die Libido steigern.

Nicht selten enthalten die durch Zeitschrifteninserate angebotenen Potenzmittel, die als »Spanische Fliege« vermarktet werden, Pfeffer unter Zugabe einiger Spuren der Ginsengwurzel.

Ich halte nicht viel von diesen Aphrodisiaka, deren Erfolg auf einem induzierten Reizzustand beruht, und würde meinen Patienten zu diesem Zwecke noch nicht einmal den Pfeffer aus der Gewürzküche empfehlen.

Pfefferbaum, Neuseeländischer; *Macropiper excelsum*
Die Blätter und die Rinde des *Macropiper excelsum*, der an den neuseeländischen Küstengebieten wächst, wurden als sexuell stimulierende Droge verwendet.

Früchte und Samen stimulieren ebenfalls den Genitalbereich. Die Wurzel wird bei Beschwerden der Harnwege benutzt.

Pfeil, Roter; *Gastrodia elata*
Der Stengel dieser Pflanze aus der Familie der Orchideen wird von den Chinesen als Aphrodisiakum benutzt.

Die eßbare Wurzel des *Roten Pfeils* soll die Virilität steigern sowie ganz allgemein das Wohlbefinden stärken und das Gedächtnis bessern. Als Lebensmittel kann die Wurzel roh oder gedämpft gegessen werden.

Phellodendron; *Phellodendron amurense*
Die innere Rinde dieses großwüchsigen Baumes, der in China *Guang-po* genannt wird, dient zur Behandlung männlicher Impotenz. Sie ist ebenfalls bei menstruellen Beschwerden verschrieben worden.

Die Wurzel wird erst benutzt, wenn der *Phellodendron* hundertjährig ist – dann genießt sie den Ruf einer Verjüngungspanazee, die aufheitert, die Seele beschwingt und Herz- und Brustleiden heilt.

Pituri; *Duboisia hopwoodii*
Der wildwachsende *Pituri-Strauch* ist sehr beliebt bei den Eingeborenen des australischen Busches, welche die Blätter und kleinen Zweige wegen der stärkenden, leicht psychedelischen und erotisierenden Eigenschaften der Pflanze kauen. Einige Eingeborene sammeln die Pflanzen und verkaufen sie an jene, die keine finden konnten.

Pituri enthält Piturin, ein dem Hyoscyamin ähnlicher Wirkstoff. Die Eingeborenen Australiens rauchen zuweilen die angefeuchteten, mit Pflanzenpottasche gemischten Pituri-Blätter.

Polypodium; *Polypodium barometz*
Dieser Farn wächst in Ostasien, China, den Philippinen sowie den Inseln des malaysischen Archipels.

Die Stengel dieser Art werden zur Behandlung der Impotenz speziell älterer Männer angewendet.

Man schätzt sie ferner als gutes allgemeines Tonikum und verschreibt sie mitunter bei Rheumatismus sowie Leber- und Nierenbeschwerden.

Poqe – Rückstand des wilden Honigs
Die Callahuaya-Indianer Boliviens benutzten *Poqe*, den Rückstand wilden Honigs, zur Behandlung der Sterilität.

Gemischt mit Oregano und Maté, dem beliebtesten Gesellschaftsgetränk Lateinamerikas, gebrauchten die Callahuaya diesen Rückstand auch zur Regelung der Periode.

In Bolivien wird der Rückstand sowie der Honig für eine ganze Anzahl von Beschwerden eingesetzt.

Die Bewohner Mexikos benutzen den wilden Honig Boliviens, um Sterilität und männliche Impotenz zu behandeln. Pasteurisierter Honig hat diesbezüglich keine Wirkkraft mehr.

Prachtsalbei; *Salvia colorata* oder *splendens*
Prachtsalbei wird als potenzsteigerndes oder Impotenz behandelndes Medikament benutzt.

Frauen können dieses Kraut zur Regelung ihres Menstruationszyklus anwenden, da diese Salbeiart den Monatsfluß, wenn gewünscht, verringern und eine schwache Blutung vermehren kann.

Der *Prachtsalbei* wird ferner als Nerventonikum, als Mittel gegen Kopfschmerzen und Magenleiden sowie zur Behandlung von Asthma, Husten und Lungenstauung verwendet.

Man lasse 30 g des Krautes in einem halben Liter kochenden heißen Wassers ziehen. Die Dosierung der abgeseihten Flüssigkeit ist dreimal täglich eine Tasse.

Psilocybe-Arten – aphrodisische Pilze
Die gemütsverändernden Pilze, die in den Vereinigten Staaten, in Mexiko und in Kanada vorkommen, können die wahrste Aphrodisie erzeugen. Fast alle *Psilocybe-Arten* enthalten Psilocybin oder Psilocin oder beide – wobei einige Arten darüber hinaus noch andere psychoaktive Substanzen enthalten.

Die in Mexiko wachsenden Exemplare der gleichen Art enthalten größere Mengen der psychotropen Substanzen als die Exemplare, die man in Kanada oder den Vereinigten Staaten sammelt.

Psoralea; *Psoralea corylifolia*
Diese persische Pflanze trägt schwarze, einsamige Früchte, die stark aphrodisierend wirken und den Genitalbereich stärken.

Die Pflanze wird bei allen Formen gynäkologischer und andrologischer Beschwerden und sogar bei gefährdeter Schwangerschaft verschrieben.

Quebrachin – ein chemisches Aphrodisiakum
Quebrachin ist eine Substanz aus der Wurzelrinde der westafrikanischen *Corynanthe yohimba*, die mit Chlorwasserstoff gemischt wird. Obwohl es sich um ein Sexualstimulans handelt, wird es öfter als psychedelische Droge benutzt.

Quebrachin ist ebenfalls in dem immergrünen Quebracho-Baum enthalten, der in etlichen südamerikanischen Staaten wächst. Die Rinde des Baumes wird in Südamerika seit langem als fiebersenkendes Mittel gebraucht.

Quirquincho – ein tierisches Aphrodisiakum
Dieses bolivianische Tier besitzt einige, für die Sexualmedizin wertvolle Eigenschaften.

Die Geschlechtsteile des männlichen *Quirquincho* werden getrocknet und pulverisiert als Aphrodisiakum oder zur Behandlung oder Linderung der Impotenz verschrieben.

In der Sympathieheilkunde wird der Schwanz des Tieres als Amulett getragen, welches die männlichen und weiblichen Liebesgefühle anzieht.

Die Callahuaya-Indianer kennen diese und noch viele andere medizinische Verwendungen für das *Quirquincho*.

Rhinozeros-Horn – ein tierisches Aphrodisiakum
Bei den asiatischen Völkern ist das pulverisierte Horn des Nashorns als Aphrodisiakum äußerst beliebt. Indien, wo die inzwischen bedrohte Tierart lebt, exportiert die Hörner nach China.

Die Seltenheit der Hörner einerseits und die große Nachfrage andererseits haben wie üblich die Preise in die Höhe getrieben: Ein Pfund des Hornes kostet um die DM 5000,– bis DM 7500,–. Der Wirkstoff dieser Hörner konnte bislang noch nicht isoliert werden.

Rote Zikade, (Baumgrille) – ein Insektenaphrodisiakum
Die Pen-Ching Art dieser Insekten soll die männliche Potenz steigern, durch die Anregung der Samenproduktion aphrodisisch und allgemein darmkräftigend wirken.

Eine Varietät der *Roten Zikade* wird gegen Amenorrhöe verwendet.

Rubus; *Rubus thunbergii*
Rubus, eine asiatische brombeerartige Kletterpflanze, soll die Fruchtbarkeit steigern und Impotenz lindern.

Die Beeren sind stärkend und können gegen hohes Fieber und Erkältungen eingesetzt werden.

Eine nicht immer erwünschte Nebenwirkung bei Einnahme der Beeren ist der stimulierte Haarwuchs.

Salamander – ein ungewöhnliches Aphrodisiakum
Im Annamgebiet Vietnams ist der *Salamander* zur sexuellen Stimulierung benutzt worden. In China wird der *Salamander* zur Abwehr von Idiotie gegessen. Von Dioskurides, der im 1. Jahrhundert n. Chr. als Arzt praktizierte und der berühmteste Pharmakologe des Altertums ist, erzählt man sich, er habe dieses Reptil in Öl gekocht und die Mixtur gegen Haarausfall benutzt.

Der *Salamander* enthält Salamandrin, das eine dem Pharmakon Pikrotoxin ähnliche krampferzeugende Wirkung besitzt. Dies mag seinen aphrodisischen Ruf erklären.

Salomonssiegel; *Polygonatum odoratum*
Die Wurzel und Blüten des *Salomonssiegel,* der in Nordeuropa und Sibirien heimisch ist, wurde vor allem in früheren Jahrhunderten als Aphrodisiakum benutzt. Es gab Zeiten, da gehörte die Pflanze zu jedem Liebes- und Zaubertrank, der etwas auf sich hielt, d. h. den Angebeteten oder die Geliebte für sich zu gewinnen, fähig war.

Wurzel und Rhizom des *Salomonssiegels* enthalten Convallarin, eines der Wirkstoffe des Maiglöckchens.

Innerlich genommen diente das Dekokt aus der Wurzel des Salomonssiegels zur Bekämpfung von Tuberkulosis; Umschläge mit dem Dekokt sollten Tumore, Hautgeschwüre, Abschürfungen und Entzündungen heilen.

Die gekochten jungen Sprossen sind genießbar.

In den deutschen Volksmärchen ist das *Salomonssiegel* der magische Schlüssel, der die Tür unterirdischer Schatzkammern öffnen kann.

Es gibt viele Erklärungen darüber, wie die Pflanze zu ihrem Namen gekommen ist, doch hängt dies höchstwahrscheinlich von der Blütenform ab. Taucht man die Blüten in Tinte und preßt sie auf Papier, so entsteht ein dem Davidstern, der zuweilen auch *Salomonssiegel* genannt wird, sehr ähnlicher Stern.

Sandix; *Sandix ceropolium*

Sandix besaß einst den Ruf, die Liebesbegierde zu wecken.

Der römische Kaiser Tiberius war so versessen auf dieses aphrodisische Kraut, daß er einige benachbarte teutonische Stämme dazu zwang, ihm einen Teil ihrer Aufgaben in Form von *Sandix*-Pflanzen zu liefern.

In anderen Teilen Europas verabreichten Gattinnen ihren liebesmüden Ehemännern diese Arznei.

San-Pedro-Kaktus; *Trichocereus pachancoii*

Der San-Pedro-Kaktus, der in Peru und Ecuador heimisch ist, stellte eine legale Quelle natürlichen Meskalins dar, welches mit anderen in dem Kaktus enthaltenen Alkaloiden sexuell stimulierend wirken kann.

Ableger des Kaktus können von einigen Gärtnereiversandfirmen aus den Vereinigten Staaten bezogen werden.

Die Eingeborenen der Andengebirge Perus, Ecuadors und Boliviens bereiten aus dem *San-Pedro-Kaktus* ein Getränk, *cimora.* Zu diesem Zweck kochen sie den längs geschnittenen Stamm einige Stunden lang in Wasser, dem sie mitunter pulverisierte heilige Knochen oder andere Kultgegenstände sowie verschiedene Kräuter zusetzen.

Cimora ist das Hauptmittel jener volksmedizinischen Zeremonien, welche christliche Riten mit den Bräuchen des Mondglaubens und uralten Kultformen vereinen. Das Getränk soll dem praktizierenden Medizinmann besondere Wahrsage- und Heilkräfte verleihen.

Der christliche Einfluß auf die heidnischen Praktiken macht sich schon im Namen San Pedro (Hl. Petrus) bemerkbar, der angeblich an den »Himmelspforten der Wahrnehmung« steht.

Sarsaparille; *Smilax medica*

Sarsaparille ist jene Pflanze, die eine ausreichende Herstellung des männlichen Testosteron ermöglichte.

In Mexiko, wo der gebürtige Ungar Dr. Emerick Dolmo Testosteron in der Wurzel der mexikanischen *Sarsaparille* entdeckte, hängen Naturheilkundige dem Glauben an, die *Sarsaparille* könne einem Mann zum *Machismo*, d. h. zu seiner Männlichkeit mit einem Schuß Unwiderstehlichkeit, verhelfen. Die Droge soll ferner die geistige Leistungskraft steigern und den Organismus kräftigen.

Als 1939 zwei amerikanische Forscher, Dr. Aval Rorlman und Professor Russell E. Marker vom Pennsylvania State College, ankündigten, sie hätten Testosteron in der *Sarsaparillenwurzel* entdeckt, erregte diese Nachricht in der amerikanischen Ärztegemeinschaft wenig Aufsehen.

Als Dr. Solmo, der unabhängig von den Amerikanern zu den gleichen Ergebnissen gelangte, am 11. August 1946, in der *New York Times* seine Forschungsdaten veröffentlichte, schenkte man der Nachricht schon viel mehr Aufmerksamkeit.

Bis zur Entdeckung desTestosterons in der *Sarsaparillewurzel* waren die einzige Quelle dieses männlichen Hormons Bullenhoden, von denen es verständlicherweise nicht allzu viele gab.

Die Experimente wurden an der grauen Wurzel der mexikanischen *Sarsaparille* ausgeführt, doch beinahe alle Arten dieser Pflanze enthalten das männliche Sexualhormon.

Im Handel findet man vor allem die graue Art der mexikanischen *Sarsaparille,* die braune Art aus Honduras und die orangerote Wurzel, die in mehreren südamerikanischen Ländern wächst. Diese letztere Art, die man öfter auch *Jamaika-Sarsaparille* nennt, weil sie ursprünglich von dem Hafen Jamaikas exportiert wurde, wird in der U.S. *Pharmakopöe* aufgeführt.

In Japan und China ist die *Smilax china* heimisch, die für ähnliche Zwecke wie die anderen *Sarsaparille*arten benutzt wird. In Australien wächst auch eine dort heimische Art, die oft anstelle der südamerikanischen *Sarsaparille* verwendet wird.

Testosteron ist besonders wirksam bei der Bekämpfung der Altersimpotenz – d. h. der »natürlichen« Schwächung der Manneskraft im hohen Alter.

Das Hormon vermag den Haarschwund aufzuhalten und die grauen Schläfen nachzudunkeln und die Gesichts- und Körperfältchen zum Verschwinden zu bringen. Das Hormon erweckt in Eunuchen bekanntlich wieder Interesse für Frauen. Die erste Testosteronbehandlung eines Eunuchen wurde im Jahre 1957 unter der Leitung von Dr. James B. Hamilton am Medical College in Albany im Staate New York durchgeführt.

Dem 27jährigen Patienten wurde einige Wochen lang Testosteron gespritzt. Nach Beendigung der Kur wies der junge Mann verstärkt männliche Charakteristiken auf – ihm wuchsen wieder Körperhaare, ein Bart, und seine Stimme wurde tiefer. Vor der Behandlung hatte er Frauen gegenüber sexuell nichts empfunden, was sich danach entschieden änderte.

Es wurde außerdem beobachtet, daß diese Droge auf jüngere, nicht kastrierte Männer – unter 35 Jahre – keinen sexuell positiven Einfluß ausübte. Ein normal veranlagter junger Mann wird sich nach einigen Testosteronspritzen vielleicht allgemein wohler und körperlich gestärkt fühlen, doch wird weder sein Geschlechtstrieb noch seine Liebesfähigkeit dadurch gesteigert oder vermehrt.

Die Wirkkraft dieses Hormons entfaltet sich demnach hauptsächlich bei Männern über vierzig und älter, die an den befürchteten Alterssymptomen leiden und bei sich einen verminderten Geschlechtstrieb beobachten.

Testosteron besitzt noch eine weitere erwünschte Eigenschaft: es fördert oder belebt den Haarwuchs kahler oder glatzköpfiger Männer. Im *San Francisco News Call Bulletin* konnte man am 16. Dezember 1964 eine interessante Entdeckung nachlesen, die von dem Dermatologen Dr. Christopher M. Papa vom University of Pennsylvania Hospital während seiner Erforschung gewisser Hautleiden gemacht wurde. Dr. Papa entdeckte, daß er seinen Testpersonen zufällig zu ungeahntem Haarwuchs verholfen hatte. Während seiner Tests hatte er bei einigen männlichen Versuchspersonen Testosteron unter die Achsel gerieben und zu seiner Überraschung später bemerkt, daß genau an jener Stelle Haare wuchsen. Um seine Entdeckung zu prüfen, ließ Dr. Papa – der seinen Versuch fotografisch festhielt – unerhoffte Haarpracht auf dem Kopf von einundzwanzig »kahlen« Männern sprießen.

Testosteron ist rezeptpflichtig und wird von Allgemeinärzten oder Andrologen verschrieben. Die *Sarsaparillenwurzel* kann aus jedem größeren Kräuterhandel oder -versand bezogen werden.

Bei innerlicher Anwendung der pulverisierten *Sarsaparillenwurzel* ist zwei- bis viermal täglich eine Dosis von 300 mg bis 900 mg angebracht.

Sarsaparille, Australische; *Smilax glycyphylla*
Diese Art wird vor allem in Queensland und in New South Wales, Australien, gefunden. Die Eigenschaften dieser Pflanze sind jenen der als *Smilax officinalis* bekannten jamaikischen *Sarsaparille* ähnlich. Alle verschiedenen Arten der Smilax-Gattung werden als potenzsteigernde Mittel benutzt.

Ich bin mir nicht sicher, ob die australische Art, die *Smilax glycyphylla,* Testosteron enthält. Da es jedoch in allen anderen Arten nachweisbar ist, besteht wenig Grund anzunehmen, daß die australische Wurzel eine Ausnahme sei. Die australische Pflanze kann als Tonikum und krampflösendes sowie blutreinigendes und antiskorbutisches Mittel benutzt werden. Das medikamentöse Dekokt der *Smilax glycyphylla* wird mit den Blättern angesetzt. Von den anderen Smilax-Arten benutzt man die Wurzel.

Sarsaparille, Indische; *Hemideamus indicus*
Ähnlich den eigenen Smilax-Arten Mexikos und Südamerikas wird diese Pflanze Indiens und Sri Lankas (dem früheren Cey-

lon) zur Bekämpfung allgemeiner Schwäche und zur Wiederherstellung männlicher Potenz benutzt.

Die *Indische Sarsaparille* ist darüber hinaus bei der Behandlung chronischer Rheumatismusbeschwerden sehr erfolgreich. Ihre Wurzel wird von der Schulmedizin verwendet.

Sarsaparille, Weiße; *Smilax sinensis*
Die Wurzel der *Weißen Sarsaparille* ähnelt jener der *Smilax china*. Die weiße Art ist größer, gelblichweiß gefärbt, mit rötlichen Gelenkknoten. Man kann sie nicht als potenzsteigerndes Mittel, sondern eher als Tonikum einreihen. Sie wird für die spezifischen Beschwerden des Alters verordnet und wirkt leicht sedativ.

Sassafras; *Sassafras officinalis*
Die einzige Art und Weise, um bei Einnahme von *Sassafras* eine leichte Aphrodisie zu erleben, ist die Verwendung des *Sassafrasöls,* einer hochkonzentrierten Substanz, die den Wirkstoff der Pflanze, Safrol, enthält. 100 mg des Öls könnten zweifelsohne eine aphrodisische/psychedelische Wirkung hervorrufen. Weder die Wurzel noch die Wurzelrinde sollten in Wasser gekocht werden, da dies zu viele Wirkstoffe zerstören könnte.

Die Wurzelrinde ist in jedem größeren Kräuterhaus erhältlich. Das Öl kann man in Apotheken kaufen.

Sassafras-Tee wirkt allgemein stimulierend. Man hat mitunter darauf hingewiesen, daß *Sassafras* für die inneren Organe schädlich sein könnte, doch die gewohnte tonische Dosis wird schon seit Jahrhunderten ohne nachteilige Wirkung getrunken.

Sauerkirschenkerne; *Prunus cerasus*
Der nußartige Kern ist zur Heilung männlicher Impotenz benutzt worden.

Kirschenkerne enthalten das umstrittene – in den Vereinigten Staaten verbotene – Vitamin B_{15} und B_{17}, das als Pangamsäure oder Amygdalin bekannt ist. Vitamin B_{17} wird auch Laetril genannt.

Vitamin B_{15} soll angeblich die Degeneration des Körpers aufhalten. B_{17} ist in letzter Zeit in den Mittelpunkt medizinischer

Kontroversen geraten, weil es in der Behandlung von Krebs benutzt wurde. In den Vereinigten Staaten ist Vitamin B_{17} verboten worden, in anderen Ländern ist es jedoch erhältlich.

Schellackbaum – ein ungewöhnliches Aphrodisiakum
Die Lackschildlaus, die verschiedene Sträucher und Bäume Chinas bewohnt, läßt durch den Stich in die Rinde Harz austreten, das ihre Brut einhüllt – den sogenannten Stocklack, aus dem Schellack gewonnen wird, und der in China auch als sexuelles Stimulans benutzt worden ist. Der Baum, dessen Harz gewöhnlich für die sexuelle Anregung gebraucht wird, ist der Lien-Fa-Lac.

Frauen haben dieses Harz gegen ausbleibende Menstruation genommen. Es wird allgemein als Anregungs- und Stärkungsmittel angesehen, welches auch Husten lindern und wurmtötend wirken soll.

Schildkröteneier
Die wachsartigen, orangeroten Eier der Schildkröte werden in asiatischen Ländern als Aphrodisiakum verwendet.

In Afghanistan ißt man die Eier und das Fleisch der Schildkröte als sexuelles Stimulans.

Schildkröteneier werden mit Wasser gemischt und auf die Bläschen der Pockengeschwüre gerieben, um die typische Narbenbildung zu verhindern.

Schlangenwurzel; *Eryngium aquaticus*
Die Krieger verschiedener Indianerstämme tranken ein Dekokt aus der *Schlangenwurzel,* um das Schwinden der Erektionskraft aufzuhalten und sexuelle Erschöpfung zu bekämpfen.

Später übernahmen amerikanische Ärzte das Mittel indianischer Volksmedizin und verschrieben es gegen Impotenz sowie Entzündung der Sexualorgane und Harnwege.

Es wurde auch zur Behandlung von chronischer Bronchitis, von Wassersucht und als schleimlösendes Mittel benutzt.

Schlangenwurzel, Texanische; *Aristolochia riticulata*
Osterluzei oder Schlangenwurzel; *Aristolochia serpentaria*
Diese beiden Rankengewächse können in den zentralen und südlichen Staaten Nordamerikas gefunden werden.

Ihre Wurzeln, die man als Infus trinkt, wirken als Tonikum für die Geschlechtsorgane, vor allem wenn ein Erschöpfungszustand das sexuelle Interesse dämpft oder ganz ausschaltet.

Trocken kann man von 60 mg bis 1,5 g der pulverisierten Wurzel einnehmen.

In der allgemeinen Kräuterheilkunde werden diese Pflanzen wegen ihrer tonischen, schweißtreibenden und stimulierenden Eigenschaften verwendet. In kleiner Dosis können die Wurzeln beider Pflanzen appetitanregend wirken; größere Dosen fördern die arterielle Blutzirkulation und wirken harn- und schweißtreibend. Man hat die *Osterluzei* (Aristos = bestens, Lokheia = Geburt) als Geburtshilfe und bei Amenorrhöe verwendet.

Auf Java wird eine verwandte Art, *Bragantia tormentosa*, als menstruationsförderndes Mittel benutzt, und die Kräuterheilkundler Indiens setzten die *Aristolochia bracteata* zu ähnlichen Zwecken ein.

Schwärmer-Raupe – ein Insektenaphrodisiakum
Die getrockneten und pulverisierten Schwärmer-Puppen sind ein spezifisch männliches Aphrodisiakum. Das Pulver soll, so der Glaube in China, die Samenproduktion anregen.

Diese chinesische Raupe, die der Seidenraupe sehr ähnlich ist, ernährt sich von den Blättern des Bocksdorns. Die Raupen werden zur Zeit der Puppung gesammelt und in der Sonne getrocknet.

Schwarzer Nachtschatten; *Solanum nigrum*
In China werden die Sprossen des *Schwarzen Nachtschattens* gekocht und als Mittel gegen männliche Impotenz und Menstruationsbeschwerden gegessen.

Die schwarzen Samen sind für ähnliche Zwecke verwendet worden. Blätter, Wurzel und Stengel können ausgekocht zur Wund- und Geschwürbehandlung eingesetzt werden. Dieses Dekokt ist außerdem harntreibend.

Eine andere *Solanum*-Art, die rote Samen trägt, soll das Schlafbedürfnis vermindern.

Im Abendland wurde der Schwarze Nachtschatten wegen

seiner leichten narkotischen Wirkung als Schmerz- und Beruhigungsmittel benutzt. Bei einigen nordamerikanischen Indianerstämmen war es üblich, die Früchte zu essen: eine Gewohnheit, die äußerst gefährlich sein konnte.

Schwarztee, Konzentrierter; *Camellia thea*
Camellia thea ist der botanische Name für den gewöhnlichen Schwarztee. Von einem mit Teebeutel zubereiteten Getränk wird man nur eine leichte Stimulierung erwarten können.

In einigen Ländern – China, Japan und Indien – bereitet man ein Tee-Extrakt zur sexuellen Stimulierung vor.

Rezept: 30 g Schwarzteeblätter mit 2 l kochendem Wasser aufgießen. Diese Mischung kocht man zwei oder drei Stunden lang. Die Flüssigkeit wird gefiltert und weitergekocht, bis sie eine sirupartige Konsistenz annimmt.

Ungefähr zehn Tropfen dieses Extraktes steigern die Libido des Mannes oder der Frau. Die Teeblätter enthalten Thein/Koffein und Theophyllin. Koffein wirkt als allgemeines Aufputschmittel, während Theophyllin die Herzkranzgefäße erweitert.

Secondatia; *Secondatia floribunda*
In Ceará, Brasilien, wird diese Pflanze aus der Familie der Apocynaceae zur sexuellen Stimulierung verwendet. Teile der Pflanze werden in Zuckerrohrbranntwein angesetzt und als Aphrodisiakum getrunken.

Seepferdchen – ein Liebeselixier aus dem Meer
In asiatischen Ländern erfreut sich die pulverisierte Asche des *Seepferdchens* des Rufes, ein äußerst wirkungsvolles sexuelles Stimulans zu sein, das auch jenen hilft, die an Impotenz leiden.

In China benutzte man getrocknete und geröstete Seepferdchen bei schwierigen Niederkünften. Meist verwendete man die pulverisierte Asche.

Seidelbastgewächs, Adlerholz; *Aquilaria agallocha*
Im Orient wird dem Harz des Adlerholzbaumes – vor allem jenem des Kernholzes – eine sexuell stimulierende Wirkung nachgesagt.

In der chinesischen Kräuterheilkunde wird es als Tonikum sowie als anregendes und harntreibendes Mittel geschätzt.

Seidenraupe – ein Insektenaphrodisiakum
Der Kokon der Seidenraupe wird als sexuelles Stimulans eingestuft. Er hilft auch bei Sinusitis und Augenleiden.

Der Seidenraupenkokon wird in der indischen Ayurvedischen Medizin als Tonikum und regulierendes Mittel bei zu starkem Regelfluß verwendet.

Getrocknete *Seidenraupen* wurden in China zur Linderung der Leibschmerzen nach der Geburt und zur Regulierung uteriner Blutungen benutzt. Im Iran und in Irak gab man jenen, die an sexueller Impotenz litten, ein kleines Stück weißer Seide als Heilmittel zu essen.

Seidenspinner – ein Insektenaphrodisiakum
Männliche Seidenspinner wurden in der asiatischen Heilkunde zur Belebung der männlichen Erektion, zur Verzögerung der Ejakulation, Verlängerung des Geschlechtsverkehrs und als Samentonikum benutzt. Man hat sie auch in der allgemeinen Kräuterkunde verwendet.

Selaginella; *Selaginella involvens*
Selanginella wird in der chinesischen Medizin als revitalisierende, lebensverlängernde Pflanze geschätzt. Man hat sie bei Amenorrhöe, Husten und Blutungen eingesetzt.

Im chinesischen Volksglauben werden der Pflanze besondere Kräfte zugeschrieben – sie soll böse Geister vertreiben.

Sida; *Sida cordifolia*
Die kleine, vielästige *Sidapflanze* wächst wild in Indien, wo man sie als Unkraut einstuft.

Die ganze Pflanze dient zur Stärkung des Geschlechtstriebes und auch als allgemeines Tonikum, doch sind die Samen der pharmakologisch aktivste Teil der Pflanze. Mit ihnen kann man sehr erfolgreich Koliken lindern.

Bei einigen gynäkologischen Leiden und Beschwerden wird die Wurzelrinde verabreicht. Der Wurzelsaft wird äußerlich zur Wundheilung benutzt.

Silge; *Selinum monnieri*
Die duftenden Kerne der *Silge* werden in China zur sexuellen Stimulierung verwendet.

Sie besitzen außerdem beruhigende und adstringierende Eigenschaften und wurden zur Behandlung von Rheumatismus, Arthritis sowie anderen Gelenkserkrankungen benutzt.

Sinicuichi; *Heimia salicifolia*
Sinicuichi, eine mexikanische Droge, enthält Cryogenin, Sinin, Heimin und andere Alkaloide.

Schwindelanfälle, psychedelische Erlebnisse und ein gesteigertes Interesse für erotische Erfahrungen sollen nach Einnahme von *Sinicuichi* auftreten.

Um diese außergewöhnlichen Empfindungen hervorzurufen, wird eine Portion aus Sinicuichiblättern, die man in einer Flüssigkeit fermentieren ließ, getrunken.

Vorsicht! Die Droge soll in großen Dosierungen gefährlich sein.

Skink (Glatt- oder Wühlechse); *Lacerta scincus*
Der Skink ist eine lurchartige Eidechse. In der Antike wurde das pulverisierte Fleisch des Tieres gerne zur sexuellen Stimulierung eingenommen.

Für eine hundertprozentig sichere Wirkung suchten scharfsinnige Sammler nur nach dem Fleisch der Genitalien der Lurche, die, pulverisiert, in Wein gemischt, getrunken wurden.

Bei den Arabern und afrikanischen Völkern schätzte man den Skink wegen seiner aphrodisierenden Eigenschaft.

Zur Zeit König Mithridates VI. von Pontus (132–63 v. Chr.) war das Fleisch des Skink Bestandteil des berühmten »Mithridates«, das angeblich jedes Gift zu bekämpfen vermochte.

Skopolamin – eine anticholinerge Substanz
In der Schulmedizin wird das hydrobromsaure Salz des Skopolaminalkaloids benutzt. *Skopolamin* ist im Bilsenkraut oder Hühnertod, in der Tollkirsche, im Tollkraut und weiteren Nachtschattengewächsen enthalten.

In kleinen Dosen wirkt *Skopolamin* beruhigend, doch größere Dosierungen lösen halluzinogene/aphrodisische Zustände aus. In noch größeren Mengen mag es zuweilen als Betäubungsmittel fungieren.

Vorsicht! Die Wirkung ist unberechenbar. Man sollte davon absehen, diese Substanz als Aphrodisiakum zu benutzen.

Sonnenblumenkerne; *Helianthus annuus*
Die Kerne der heliotropischen Blume mögen zwar kein schnellwirkendes Aphrodisiakum liefern, wirken aber nach längerer Einnahme durchaus potenzsteigernd, da sie reich sind an Vitaminen, Mineralstoffen und Enzymen, den im Körper natürlich vorkommenden Stoffwechselanregern. Darüber hinaus enthalten *Sonnenblumenkerne* Kalorien, Fette, Ballaststoffe und Proteine.

In Rußland gehören Sonnenblumenkerne nicht selten zur täglichen Ernährung. Zur Zeit der Zaren erhielten die Soldaten im Einsatz ein Kilo der Kerne als »eiserne Ration«. In Notfällen überlebten sie dank der Kerne, trockenem Brot und Wasser.

Man sollte die rohen Kerne kaufen. Die gerösteten Kerne sind zwar schmackhafter, haben bei der »Veredlung« aber schon wichtige Nährwerte eingebüßt.

Eine alte griechische Mythologie erzählt von der Jungfrau Klytie, die sich in Zeus, den Sonnen- und Regengott und zugleich Vater der Götter, verliebte.

Zeus verweigerte sich Klytie sexuell und stürzte sie somit in tiefste Melancholie, während der sie regungslos auf einer Wiese saß und mit verträumtem Blick den Gang des Sonnengottes durch den Himmel verfolgte.

Dem Gott fehlte es zwar an Mitleid, nicht aber an einer gehörigen Portion Selbstsucht: Als ihm das unglückliche Mädchen wieder einmal das Gesicht zuwandte, verwandelte er sie in die Sonnenblume, die dafür bekannt ist, daß sie ihre Blütenblätter nach der Sonne dreht.

Spanische Fliege; *Lytta vesicatoria*
Wenn der Normalsterbliche an ein Mittel denkt, das angeblich in den Sinnesrausch taumeln läßt, so denkt er an die Spanische Fliege. Dieses möglicherweise gesundheitsschädliche Medika-

ment aus den getrockneten und pulverisierten Flügeln eines spanischen Käfers verdankt diesen Ruf seiner ätzenden Wirkung. Bei innerlicher Anwendung irritiert es die Genitalien und die Nieren und verursacht mitunter blutigen Ausfluß.

Die Irritation stimuliert nicht selten die Geschlechtsorgane, was bekanntlich einem erhöhten Wunsch nach Sinnlichkeit gleichkommt.

Nichtdestotrotz ist die Spanische Fliege, auch Kantharide genannt, unberechenbar, und es mag vorkommen, daß der gewünschte Effekt überhaupt nicht eintritt.

Eine Überdosierung fordert immer wieder Todesopfer – meist sind es Nichtsahnende, denen heimlich das Liebespulver in Speis und Trank gestreut wurde.

Der einzig vertretbare Gebrauch der Kantharide ist heutzutage ihr tiermedizinischer Einsatz: Um einen lahmen Bullen davon zu überzeugen, daß eine äußerst scheue Jungkuh der Grund seines plötzlich wallenden Stierblutes ist.

Spanischer Pfeffer (Cayennepfeffer); *Capsicum fructescens*
Capsicum ist eine rote Pfefferart. Die Einnahme einer Dosis von 25 bis 125 Milligramm wird zur leichten Irritation des Genitalbereichs und vor allem der Harnröhre führen.

Unter dem Namen *Cayennepfeffer* ist diese Pflanze wohlbekannt. Versandkataloge geschlechtstriebfördernder Mittel und Drogen preisen den Spanischen Pfeffer oft fälschlich als »Imitation der Spanischen Fliege« an, wohl um aus dem höchst unberechtigten guten Ruf, den jene Droge als Aphrodisiakum besitzt, Kapital zu schlagen. Die Ähnlichkeit zwischen den beiden Mitteln besteht darin, daß beide ein Jucken oder Prickeln im Genitalbereich, das sexuell stimulierend wirkt, verursachen.

Jene, die *Capsicum* als sexuelle Droge benutzen wollen, sollten diesen in leere Gelatinekapseln füllen, die man in der Apotheke kaufen kann.

Die Naturheilkunde hat den Spanischen Pfeffer weitgehend als Stimulans und zur Anregung des Blutkreislaufs benutzt. Als Gewürz wird er gern und oft gebraucht. Diese Pfefferart wird in Japan, Ostindien, Mexiko, Indien und verschiedenen Ländern Süd- und Zentralamerikas angebaut.

Speise-Rotalge und Kelp (Riementang)
Es handelt sich um zwei eßbare Algen aus dem Atlantik und Pazifik. Die *Speise-Rotalge* ist, wie ihr Name sagt, dunkelrot; *Kelp* ist eine graufarbene Pflanze.

Diese beiden Nahrungsmittel der Meere enthalten Substanzen, die für die Erhaltung und Wiederherstellung männlicher Potenz sowie weiblicher Sinnlichkeit eine große Rolle spielen. Diese Stoffe umfassen beinah alle organischen Mineralien – einschließlich das den Stoffwechsel regulierende Jod –, Vitamin C, E und einige B-Komplexe, die alle für ein gesundes Funktionieren des Körpers, vor allem der Fortpflanzungsorgane, wichtig sind. *Rotalge* und *Kelp* wirken bei Langzeiteinnahme, da sie kumulativ im Körper gespeichert werden.

Beide Algen können in Tablettenform von kleinen Versandfirmen, Reformhäusern oder ganz in asiatischen Lebensmittelläden bezogen werden. Man kann sie als Zutaten in Meeresalgenspeisen benutzen oder, wie es manche machen, einen Teelöffel getrockneter Algen anstelle des Salzes über ein Glas Tomatensaft streuen.

Spermazeti – ein ungewöhnliches Aphrodisiakum
Spermazeti oder *Walrat* ist eine fettartige Masse, die von dem Kopf einiger Walarten aus der Art der *Plantanistidae* und *Sotatia* und der *Lipotea vexillifer*, den Pottwalen, abgesondert wird.

Diese Substanz ähnelt äußerlich dem grauen Ambergris, das im Darm des Pottwales entsteht und aus dem Meer gefischt oder am Meeresufer gesammelt wird. Spermazeti wird meist *im* Meer gefunden.

Walrat dient beiden Geschlechtern zur Steigerung der Lust. Es wird auch bei Zügellosigkeit, Impotenz, Spermatorrhöe und weiteren sexuellen Unregelmäßigkeiten verwendet.

Wenn gerade kein Walrat erhältlich ist, benutzt man in China an dessen Stelle Schachtelhalm, das in der westlichen Welt eher als beruhigendes, denn als sexuell stimulierendes Mittel bekannt ist.

Spondias; *Spondias amara*
Die bittersüße Frucht des *Spondiasbaumes* kann zwar nicht direkt als aphrodisisches Mittel betrachtet werden, doch schätzen

sie chinesische Kräuterkundler für ihre lebensverlängernden, verjüngenden und allgemein aufbauenden Eigenschaften.

Stechapfel-Arten; *Datura spp.* – einige ungewöhnliche Aphrodisiaka

Die *Datura*-Arten werden hauptsächlich als Rauschdroge, allemal als Betäubungsmittel benutzt. Da sie Hyoscyamin und andere erotisierende Stoffe enthalten, wird man sich nicht über ihre Funktion als sexuelle Stimulanzien wundern.

In den ländlichen Gebieten Mexikos schätzt der *curandero* (Heiler) den Stechapfel als Mittel gegen Geburtsschmerzen, das die Gebärende in einen traumhaften Zustand versetzt.

Vorsicht! Man sollte es nicht riskieren, diese Droge ohne ärztliche Betreuung auszuprobieren. Es handelt sich bei dieser Pflanze um ein Halluzinogen und Narkotikum, das bei der Dosierung nicht viel Spielraum gewährt. Unwissenheit oder mangelnde Vorsicht könnten schließlich einen tödlichen Ausgang nehmen.

Alle *Datura*-Arten enthalten Atropin, Hyoscyamin und Skopolamin: eine Mischung chemischer Mittel, die genau wie der Alkohol die Hemmungsschwelle heruntersetzt. Und trotzdem sind diese Pflanzen viel gefährlicher als Alkohol, weil jede einzelne chemisch aktive Substanz für sich psychotrop ist und unterschiedlich auf die Organe wirkt.

Es gibt zahlreiche Arten dieser Pflanze: *Datura stramonium* oder gemeiner Stechapfel und *Datura meteloides,* die in den Vereinigten Staaten, Mexiko und Kanada sowie in den Staaten Europas verwildert wächst; *Datura alba,* die aus China stammt. In Mexiko wachsen *Datura innoxia, Datura stramonium* und auch *Datura meteloides* – der mexikanische Begriff *toloache* erstreckt sich auf alle drei Arten. In Peru findet man *Datura candida, Datura cornigera, Datura sanguinea* und *Datura suaveolens,* welche auch in Mexiko wild vorkommt.

Im Mittelalter ergab die Mischung aus Datura, Mandragora und Bilsenkraut – zwei weiteren auf die Sexualität wirkenden psychotropen Pflanzen – die berühmte Hexensalbe. Ein Gebräu aus dieser Mischung wurde in kleinen Dosen als Liebestrunk oder Aphrodisiakum angeboten; größere Mengen des

Getränks verursachten Halluzinationen und noch größere waren sogar tödlich.

Die in Indien wachsende *Datura metel* wurde schon um 1578 in Westindien als Aphrodisiakum benutzt. Dieselbe Art wurde in China als heilige Pflanze verehrt: denn die Legende will, daß Gautama Buddha lehrte, der Himmel habe die *Datura metel* auserwählt wegen ihres besonders glitzernden Taus.

In Afrika und Asien werden die Blätter der dort wachsenden *Datura fastuoso* manchmal mit Cannabis oder Tabak zusammen geraucht. Die europäische und asiatische *Datura ferox* ist dieser Rauschdroge ähnlich.

Stechapfel; *Datura stramonium*

Die Samen des *Stechapfels* dienten den Mariposaindianerinnen aus Kalifornien als sexuell stimulierendes Mittel. Andere kalifornische Indianerstämme benutzten den *Stechapfel* als Betäubungs- und schmerzlinderndes Mittel, wenn sie gebrochene Knochen richteten. Die Indianerstämme des amerikanischen Südwestens, Mexikos, Zentralamerikas und Südamerikas haben den *Stechapfel* in ihren heiligen Pubertätsriten und Wahrsagesitzungen gebraucht.

Ein peruanisches Getränk, das aus den halluzinogenen Samen des *Stechapfels* gebraut wird, wirkt sexuell erregend. Trinkt man davon hingegen zuviel, wird man in einen Rausch versetzt, der keine Empfindsamkeit mehr zuläßt.

Im alten Griechenland unterstützten die Apollopriester zu Delphi ihre Wahrsagefähigkeiten mit der Einnahme der *Datura stramonium.*

Man weiß, daß die Zigeuner Englands die Blätter des *Stechapfels* rauchten, um das Fliegen zu halluzinieren.

Stechapfelbäume, Peruanische; *Datura arborea, Datura aurea, Datura candida* und andere

Die baumwüchsigen *Datura*-Arten sind in Südamerika heimisch. Die Bäume tragen wunderschöne trompetenförmige Blüten. Sie enthalten Skopolamin, Hyoscyamin und andere Alkaloide, die man in den gewöhnlichen *Datura*-Arten wie *Datura innoxia* und *Datura stramonium* vorfindet.

Vorsicht! Alle *Datura*-Arten sind psychedelisch und mitunter sexuell stimulierend. Die sexuellen Empfindungen durch den Genuß der *Stechapfelbäume* können farbig und lebendig sein, doch ist der Schritt zur geistigen Verwirrung oft nur ein kleiner.

Stinkasant (Teufelsdreck); *Ferula assa-foetida*

Eine von Linné zur Gattung der Ruten- oder Steckenkräuter gerechnete Pflanzenart, deren Gummiharz, der sogenannte *Teufelsdreck*, durch Stimulierung des Hirns und des Nervensystems sexuelles Begehren steigert. Das Harz beschleunigt den Kreislauf und erhöht den Blutdruck. Nach Einnahme einer Dose von 0,6–1,2 g des pulverisierten Gummiharzes verspürt man beinahe augenblicklich eine angenehme Wärme im Körper. Ich rechne das Mittel nicht zu den Aphrodisiaka, messe ihm jedoch zeitlich begrenzte Verjüngungskräfte mit aphrodisischen Eigenschaften zu.

Die *Assa-foetida* wächst als 2–3 m hohe Staude hauptsächlich in den Bergen Irans und Afghanistans, wo sie heimisch ist.

Bis Anfang des 20. Jahrhunderts hängten besorgte Mütter kleine Beutel mit dem Gummiharz um den Hals ihrer Kinder, um Krankheiten abzuwehren oder eine schon vorhandene Krankheit zu bekämpfen. Das Harz stimuliert die Mundschleimhaut und den Verdauungsapparat. Man hat das Mittel gegen Asthma, Bronchitis, Schnupfen und Grippe eingesetzt.

Süßholz- und Lakritzewurzel; *Glycyrrhiza echinata, Glycyrrhiza glabra*

Lakritze ist in Asien und Südeuropa heimisch. Der volkstümliche Name dieser Wurzel ist eine Verzerrung des wissenschaftlichen Gattungsnamen *Glycyrrhiza. Lakritze* enthält das weibliche Sexualhormon Östrogen, und die Legende will, daß eine Frau, welche die Süßwurzel kaut, leidenschaftlich in Begierde entbrennt.

Vielen Frauen wird während der Wechseljahre Östrogen gespritzt. Durch die *Lakritzenwurzel* könnten diese Frauen jedoch dieselbe Droge in viel kleineren und deswegen auch bekömmlicheren Dosen zu sich nehmen.

In der chinesischen Medizin rangiert die *Lakritze* hinter dem Ginseng an Platz Zwei der Favoritenliste.

In der asiatischen Schulmedizin werden Süßholzzweige, -blätter und -blüten als aufbauendes Verjüngungsmittel benutzt.

Die Wurzel ist in etlichen Ländern als Tonikum, Stimulans, Verjüngungs- und Hustenmittel mit auswurffördernden Eigenschaften benutzt worden. Handarbeiter kauen Lakritzstangen gegen Müdigkeit. Man hat diese Droge Jahrhunderte lang als Mittel gegen Husten, Bronchitis und selbst Tuberkulose (Schwindsucht) eingesetzt. Wegen ihrer schleimlösenden Wirkung wird die Lakritze als Bestandteil vieler Hustenmittel verwandt.

Im modernen Hexenkult soll ein mit rotem Faden zusammengebundenes Kreuz aus Lakritzzweigen Unfälle und »schädliche Ausstrahlungen« abwehren. Mehrere Süßholzarten, darunter vor allem *Glycyrrhiza glabra* werden kommerziell verarbeitet.

Jeder bessere Kräuterladen wird einige echte Lakritzwurzeln anbieten.

Süßkartoffel, Batate; *Ipomoea batatas*
Der alkoholische Extrakt aus der Süßkartoffel wird als sexueller Stimulans benutzt.

Su Kung – Wilder Honig
Der beste Wilde Honig Chinas kommt wohl aus Ti-ch'iang; hervorragend ist auch der weiße Wilde Honig aus Kuan Chang.

Der unbehandelte chinesische Honig wird gebraucht, um »den Willen zu stärken, die Last des Körpers leichter zu machen und Hunger und Altersschwäche zu verbannen«.

Ich habe in der Fachliteratur keinen Hinweis finden können, der bestätigt, daß man Wilden Honig ausschließlich gegen männliche Impotenz benütze, doch scheint die verjüngende Eigenschaft des Honigs diesen Aspekt miteinzuschließen. Der Wilde Honig Mexikos wird auf jeden Fall als Aphrodisiakum und potenzsteigerndes Mittel angewendet.

Tecalate; *Mucuna agrophylla*
Die Samen der mexikanischen Pflanze, *Mucuna agrophylla,* wirken ähnlich der Spanischen Fliege irritierend auf die Geschlechtsorgane. Diese Drogen gehören zu den ätzenden, irritierenden Aphrodisiaka, deren Wirkung allein auf diese Eigenschaft zurückzuführen ist. Eine Irritation der Geschlechtsorgane weckt natürlich nicht selten die Lust nach sinnlicher Erfüllung.

Die Nebenwirkungen dieser Aphrodisiaka sind oft unangenehm, da sie Nieren- und Leibentzündungen mit sich führen.

Testosteron – männliches Sexualhormon, siehe **Sarsaparille**

Thinanthus; *Thinanthus fasciculatus*
Thinanthus, eine Kletterpflanze aus der Familie der Bigoniaceae, kann in den Wäldern Brasiliens gefunden werden. Die Rinde der Pflanze soll angeblich aphrodisische Eigenschaften besitzen.

Tierknochen, Versteinerte
Abgesehen von den reichen Mythen, die um den chinesischen Drachen gesponnen wurden, und den starken Glauben an das Übernatürliche, das diesen schuppigen Saurier umgibt, werden die Knochen dessen, was ein Drache war oder genannt wird, in Pulverform als Mittel angeboten, das sexuelle Erlebnisse intensiviert, die Samenproduktion anregt, Nymphomanie und Spermatorrhöe sowie etliche andere menschliche Leiden bekämpfen kann.

Die Chinesen sammeln seit Jahrtausenden die versteinerten Knochen prähistorischer Tiere, die im Volksmunde »Drachen« genannt werden, aus Flußbetten, Tälern, Felsen und Höhlen und benutzen sie für ihre verschiedenen Heilpräparate.

Tinospora; *Tinospora cordifolia*
In Indien werden die getrockneten Stengel der *Tinospora* als sexuelles Stimulans und allgemeines Tonikum benutzt. Die Pflanze wächst in den tropischen Gebieten Indiens.

Tintenfisch, Gemeiner, Kuttelfisch; *Sepia* – ein tierisches Aphrodisiakum

In China wird der *Tintenfisch* seit langem als Aphrodisiakum benutzt. Das Fleisch des *Kuttelfisches* ist als Tonikum und als Mittel gegen Amenorrhöe angewandt worden.

Apuleius, der im 2. Jahrhundert n. Chr. die *Metamorphosen des Goldenen Esels* schrieb, wurde von seinem Schwiegervater Emilian der Zauberei und des Verbrechens bezichtigt, seine Tochter durch Verabreichung von Liebeselixieren gefügig gemacht zu haben.

Als der Fall vor Claudius Maximus, Prokonsul Asiens, gebracht wurde, stellte dieser fest, daß der Trank Tintenfisch und andere Meereskostlichkeiten wie Krebse, Hummer und Igel enthalten hatte.

Apuleius konnte sich rechtfertigen und wurde freigesprochen.

Toé; *Datura insignia*

Toé wächst in Südamerika an den Ufern des Amazonas. Diese Pflanze enthält große Mengen von Skopolamin und soll angeblich zugleich aphrodisierend und psychedelisch wirken.

Um Ungewöhnliches zu erleben, kann man die getrockneten Blätter der *Toé* rauchen.

Tollkirsche; *Atropa belladonna*

Die *Tollkirsche* oder *Belladonna* (Schöne Frau), wie sie auch genannt wird, stand für leichtgläubige Landbewohner und geriebene Grafen oder Könige im Schein der Zauberkraft und Hexenkunst.

Die Pflanze ist in Europa und Asien heimisch, wächst aber auch in vielen anderen Ländern, wo sie von Einwanderern eingeführt wurde. Ich selbst habe sie in den Vereinigten Staaten und in Neuseeland wachsen gesehen und weiß, daß sie in Kanada und in Australien gedeiht.

Die *Tollkirsche* besitzt aphrodisische Eigenschaften, doch wird man wegen der hohen Giftigkeit der Pflanze kaum von der sexuell stimulierenden oder gar psychedelischen Wirkung Gebrauch machen wollen.

Im britischen Volksglauben wird die *Belladonna* dem Teufel zugeschrieben, der sich angeblich Tag und Nacht ihrer annimmt, nur nicht während der Walpurgisnacht, wenn er sich für den Hexensabbat vorbereitet. In Süddeutschland nannte man die *Tollkirsche* aus ähnlichen Gründen auch *Teufelsgückle*.

Der Gattungsname der Pflanze ist *Atropa,* die Artbezeichnung *Belladonna,* was im Italienischen Schöne Frau bedeutet; der spezifische Name geht auf den Gebrauch zurück, den die Frauen in der Renaissance davon machten: sie träufelten sich Belladonnasaft in die Augen, um durch die geweiteten Pupillen begehrenswerter zu erscheinen.

In der griechischen Mythologie stehen drei Göttinnen, die Parsen, Leben und Tod vor: Clotho spinnt den Lebensfaden, Lachesis bestimmt seine Länge, und Atropos (das »Unabwendbare«) durchtrennt ihn schließlich mit den roten Beeren der Tollkirsche.

Im modernen Hexenkult wird *Belladonna* um die Haustür des Feindes gestreut, um Unglück und Mißgeschick auf ihn zu lenken. Ein Infus aus der Wurzel und den Blättern der *Tollkirsche* kann zur Behandlung von Spermatorrhöe eingesetzt werden. Es wird jedoch davon abgeraten, sich mit diesem Mittel selbst zu verarzten.

In der allgemeinen Kräuterheilkunde ist *Belladonna* erfolgreich als schmerzlinderndes Mittel bei fiebrigen Erkrankungen, als Hustenpräparat und vor allem zur Behandlung von Keuchhusten benutzt worden. Diese Droge vermindert die Sekretion aller Drüsen.

Tränendes Herz; *Dicentra canadensis*

Diese nordamerikanische Pflanze ist ein wirksames Mittel gegen Menstruationsbeschwerden.

Ein Infus bereitet man gewöhnlich aus 15 g der getrockneten, zerkleinerten Wurzel auf einen halben Liter kochendes Wasser. Man läßt die Flüssigkeit zwanzig bis dreißig Minuten lang ziehen und trinkt dreimal täglich jeweils ein Glas davon. Der in der Wurzel enthaltene Wirkstoff ist das Corydalin.

Tränendes Herz wirkt tonisch und harntreibend; es ist auch nützlich bei der Behandlung von Hautkrankheiten und Skrofel, einer angeborenen Haut- und Lymphknotenerkrankung, die bei Kindern auftritt.

Trichterwinde (Purpurwinde); *Ipomoea violacea*
Viele Arten dieser als Unkraut wachsenden nordamerikanischen Pflanze – sowie Blue Star (Blauer Stern), Flying Saucers (Fliegende Untertassen), Pearly Gates (Perlentore), Wedding Bells (Hochzeitsglocken), Heavenly Blue (Himmelsblau) und Summer Skies (Sommerhimmel) – gehören zu den bekanntesten psychotropen Winden. Sie enthalten Chanoclavin, Ergonovin, Lysergol, Elymoclavin und Lysergsäureamid. Die Samen der Pearly Gates (Perlentore) haben bekanntlich die stärkste Wirkung.

Wie bei vielen Halluzinogenen können mit den Rauscherlebnissen auch sexuelle Wunschvorstellungen einhergehen.

Vorsicht! Schwangere sollten es vermeiden, die Samen der verschiedenen Windenarten einzunehmen, da diese Ergometrin, ein Uterusstimulans und potentielles Abtreibungsmittel, enthalten. Personen mit einer schwachen oder kranken Leber sollten ebenfalls von der Einnahme absehen, da dies gefährlich werden könnte.

Anmerkung: Samen, die im Handel erhältlich sind, wurden meist chemisch behandelt und haben deswegen keine aphrodisische Kraft mehr.

Trillium, Roter; *Trillium erectum*
Die Cherokee und Creek Indianer der Südstaaten Amerikas kauten kleine Stücke der Wurzel des *Roten Trillium* wegen der sexuell stimulierenden Wirkung. Man gebrauchte die Wurzel auch, um Geburtsschmerzen zu lindern, Blutungen zu kontrollieren und das Infus soll einen zu schnellen Puls beruhigen.

Die Samen einiger Arten können von größeren Gärtnereiverbänden bezogen werden.

Trüffel
Die alten Römer schätzten die *Trüffeln* wegen ihrer aphrodiesischen Eigenschaften und selbstverständlich auch ihres guten Geschmacks wegen.

Diese kulinarische Vorliebe ging so weit, daß in der trüffelreichen römischen Provinz Libyen bald kein Pilz mehr zu finden war. Man importierte Trüffeln auch aus Griechenland und anderen afrikanischen Provinzen.

Trüffeln werden noch heute als Delikatesse behandelt und von beiden Geschlechtern wegen ihrer stimulierenden Eigenschaften gern gegessen.

Tullidora; *Karwinskia humboldtiana*

Die Samen der *Tullidora* können generell oder spezifisch sinnlich berauschen, ähnlich dem Absinth, durch Einwirkung auf das Zentralnervensystem. Nach längerer Einnahme können sie jedoch systematisch degenerieren und sind deswegen äußerst gefährlich.

Vorsicht! *Tullidora* sollte weder als Aphrodisiakum noch als psychedelische Droge benutzt werden.

Ukelei – ein sexuelles Anregungsmittel

In der ayurvedischen Medizin Indiens wird dem Fleisch des Fisches die Fähigkeit zugeschrieben, sinnliche Menschen noch sinnlicher zu machen. Abgesehen davon soll es den ganzen Körper beleben.

Dieser Fisch wird seit alters als potenzsteigerndes Mittel geschätzt. Die alten Ägypter sahen in der *Ukelei* ein Aphrodisiakum, dessen Genuß ihren Priestern verboten wurde, damit sie sich nicht sexuell anregten.

Vanille; *Vanilla planifolia*

Vanilla planifolia ist eine kletternde Orchidee tropischer Breitengrade. In kleinen Mengen gehören die *Vanillestangen* zu jenen Gewürzen, die in keiner Küche fehlen. In größeren Mengen können die rohen Stangen oder das unbehandelte Vanilleextrakt Aphrodisie erzeugen.

Die Wirkungsweise ist noch unerforscht. Doch agieren die Vanillestoffe ähnlich dem Capsicum oder der Spanischen Fliege, nämlich durch Irritation der Genitalien.

Jene, die *Vanillestangen* ernten, leiden häufig an Dermatitis, vor allem der Hände, die hauptsächlich mit den sie reizenden Stangen in Kontakt kommen.

Personen, welche *Vanille* als Liebeselixier benutzen, setzen meist mit der Dosis einer Stange an, die dann nötigenfalls auf zwei Stangen erhöht wird.

Vanillestangen können von jedem größeren Kräuterhaus bezogen werden.

Verbene oder Eisenkraut; *Verbena officinalis*
Verbene ist die heilige Pflanze der alten Briten, die sie bei Opferhandlungen, Hexenflüchen und anderen Zauberriten benutzten.

Abgesehen von einigen Eigenschaften, die in der allgemeinen Kräuterkunde genutzt werden, soll sie auch aphrodisisch wirken. Im Morgenland werden Stengel und Blätter als menstruationsförderndes Mittel verschrieben; die Wurzeln schätzt man wegen ihrer adstringierenden Eigenschaften.

Vilca; *Anadenanthera colubrina*
Die Calluhuaya-Indianer Boliviens, die der Volksmedizin nahestehen, kochen die Samen der *Vilca* zu aphrodisischen Zwecken in Wasser.

Derart zubereitete Samen dienen auch als allgemeines Körpertonikum. Mit Hilfe eines Strohhalmes durch die Nase geschnupft, dienen sie als psychedelisches Stimulans.

In Argentinien sind *Vilcasamen* als Rauschmittel und zur Steigerung der Kräfte und des Durchhaltevermögens benutzt worden.

Ende des 16. Jahrhunderts wurden diese Samen von peruanischen Medizinmännern gebraucht. Sie sollten dadurch den Teufel belauschen und somit die Zukunft voraussagen können.

Virola; *Virola calophylla*
Als Schnupfmittel benutzt, wirkt *Virola* enthemmend und verursacht mitunter halluzinogene und selbst aphrodisische Empfindungen. Das Schnupfpulver wird auch *Yopo* oder *Epéna* genannt. Zwei der chemischen Inhaltstoffe sind DMT und Bufotenin, deren Konsum den Einschränkungen des ›Betäubungsmittelgesetzes‹ unterliegt.

Die Waika-Indianer aus dem kolumbischen und brasilianischen Amazonasgebiet stellen das Schnupfpulver aus der Rindeninnenseite des *Virola calophylla*- und des *Virola calophylloides*-Baumes her.

Medizinmänner des Amazonas- und Orinocogebiets benutzen *Virola* als halluzinogenes Schnupfmittel, um psychiatrische Symptome zu heilen; wenn sie ihre Patienten behandeln, bieten sie erst dem Wind eine Prise an, die sie durch ein Rohr in die Luft blasen. Dann schnupfen sie eine kleine Menge durch jedes Nasenloch. Dies versetzt den Zaubermann wenig später in einen ruhelosen Zustand: Er singt und schreit und wiegt seinen Körper rhythmisch hin und her.

In Brasilien und Venezuela wird das Schnupfpulver auch von Laien verwendet, während es in Kolumbien ausschließlich für Medizinmänner und rituellen Gebrauch vorgesehen wird.

Die Waika-Indianer glauben, daß die in dem *Virola*-Baum lebenden großen Geisterkräfte den Lauf der Geschichte bestimmen. Das eigenartige Gestikulieren und rhythmische Hin und Her der berauschten Medizinmänner wird als wesentliche Handlung im Kampfe gegen die bösen Geister angesehen, welche die Macht ergreifen wollen. Die Waika-Indianer gedenken jedes Jahr durch eine Feier jener, die im Vorjahr gestorben sind. Diese Gedenkfeier sieht vor, daß *Virola* geschnupft und die Asche der Verstorbenen in eine Flüssigkeit, meist Bananenbier, gestreut und getrunken wird.

Vitamine und Mineralstoffe

Ein Vitamin- oder Mineralstoffmangel macht sich mitunter durch Verminderung der sexuellen Lust und Leistung bemerkbar. Bleibt der Mangelzustand in beiden Fällen über längere Zeit unbehandelt, so mag es zu unübersichtlichen Mangelsymptomen kommen (z. B. Vitamin-B_6-Mangel: Krämpfe, Übererregbarkeit; Pantothensäure-Mangel: u. a. Haarausfall oder Vitamin-K-Mangel: Blutungsbereitschaft usw.), die nicht selten von schwerwiegenden Sexualproblemen begleitet werden. Hier eine Zusammenfassung all jener Vitamine und Mineralstoffe, welche die menschliche Sexualität beeinflussen.

Vitamin A. Eine erhöhte Einnahme dieses Vitamins, das in gelbem Gemüse und gelben Früchten vorkommt, soll Sterilität vorbeugen. Nach einem chirurgischen Eingriff werden Männer sehr oft plötzlich impotent, falls ihnen nicht ein Vitamin-A-Präparat zur Langzeiteinnahme verschrieben wird.

Vitamin-B-Komplex. Die verschiedenen Vitamine und Sub-Vitamine des B-Komplexes wirken stärkend und erhalten sowohl Jugend als auch Mannbarkeit.

Zur Erhaltung der Potenz sind alle Vitamin-B-Komplexe nützlich – doch B_{12} ganz besonders. B_{12} oder Cyanocobalamin findet man hauptsächlich in frischer Leber, aber auch in Fleisch, Eiern und Milch.

Einige Ärzte verschreiben höhere Dosen von Niacin und Pantothensäure zur Behandlung von hohem Blutdruck, zur allgemeinen Körperstärkung oder als vorbeugendes Mittel gegen frühes Altern. Da es natürliche Gleichgewichte bzw. Mengenverhältnisse gibt, ist eine übermäßige Dosis nicht immer ratsam. Denn eine überhöhte Anreicherung durch ein oder zwei B-Vitamine könnte das Vitamin-B-Gleichgewicht im Körper zerstören. Es wäre demnach besser, die Einnahme aller Vitamin-B-Komplexe in medizinisch adäquater Weise zu erhöhen.

Vitamin C. Dieses Vitamin scheint wesentlich zur Erhaltung eines gesunden Sexualbedürfnisses beizutragen – doch kann man seine Wirkweise bis heute noch nicht erklären. Die Hypophyse muß täglich mit diesem wasserlöslichen Stoff versorgt werden, damit sie ungestört funktionieren kann. Vitamin C baut Kräftereserven auf, die in Streßsituationen vor Erschöpfung schützen und somit auch auf das Sexualleben positiv einwirken.

Vitamin C wird auch zur Behandlung oder Abwehr drohender Erkältungen und von Heuschnupfen verwendet oder ganz allgemein als Stärkungsmittel eingesetzt. In manchen Fällen scheint dieses Vitamin erwartungsgemäß zu wirken, in manchen aber auch nicht.

Beim Kauf sollte man sich vergewissern, daß das Vitamin-C-Präparat aus Hagebutten oder Acerola-Kirschen hergestellt wurde. Synthetisches Vitamin C, das man auch Ascorbinsäure nennt, wirkt nicht immer so gut wie das natürliche Präparat.

Man kann sich jedoch auch dazu entschließen, sich mit großen Mengen an Zitrusfruchtsäften oder an grünem Gemüse zu versorgen.

Vitamin D. Dieses Vitamin wirkt stärkend. Es ist ferner nötig, um eine adäquate Resorption von Calcium und Phosphor zu gewährleisten. Der Körper synthetisiert dieses Vitamin durch Sonnenbestrahlung, es kann aber auch in Form von Fischleber aufgenommen werden.

Vitamin E. In den letzten Jahren hat man über die anregenden Eigenschaften dieses hochgejubelten »Sex-Vitamins« viel Aufhebens gemacht. Ein Vitamin-E-Mangel kann sich sofort oder nach einiger Zeit im sexuellen Bereich durchaus nachteilig bemerkbar machen.

Nehmen Sie bitte nicht an, Vitamin E sei ein Aphrodisiakum. Sollten Sie 1000 i.E. (= internationale Einheiten) des Vitamins schlucken, Ihre Libido würde kaum merklich dadurch verändert. Dieses Vitamin gehört in die Kategorie jener Substanzen, die, über einen längeren Zeitraum eingenommen, die Sexualität eines Individuums positiv beeinflussen können – keinesfalls aber ein unmittelbares Hochgefühl liefern.

Vitamin- und Mineralstoffkundige nehmen eine tägliche Dosis von 100 i.E.: eine Dosierung, die ich nur beherzigen kann.

Vitamin E ist in Nüssen, Körnern, Weizenkeimen, grünem und Blattgemüse, Milchprodukten, Butter und verschiedenen Kräutern enthalten. In ranziger Butter oder Erdnußbutter ist der Vitamin-E-Gehalt stark vermindert. Dieses Vitamin widersteht nicht den handelsüblichen Verarbeitungsmethoden: Wenn der Kern des Weizens entfernt wird, um reines weißes Brot herzustellen, werden wertvolle Vitamin-E-Reserven und andere Nährstoffe zerstört, dem Brot aber auch die Möglichkeit genommen, schnell auszutrocknen.

Kommerziell konservierte und eingefrorene Lebensmittel haben meist einen verminderten Vitamin-E-Gehalt. Geröstete Weizenkeime haben meist einen geringeren Vitamin-E-Gehalt als rohe. Deswegen kaufen immer mehr vitaminbewußte Konsumenten unbehandelte Weizenkeime von einem Getreideversand oder in einem Reformhaus um die Ecke, und essen es mit Milch und Zucker gemischt. Gesundheitsfördernd an dieser Kost sind die

Ballaststoffe und natürlich das Vitamin E. Wer an Verdauungsstörungen leidet, leidet meist an einem Ballaststoffmangel. Weizenkeimöl, das wertvolle Nährstoffe und eine adäquate Menge des Vitamin E enthält, wird des öfteren als Alternative gewählt.

Um auf angenehme und leichte Art und Weise die richtige Vitamin-E-Menge einzunehmen, kann man einfach Sonnenblumen- sowie Kürbiskerne und Walnüsse – schwarze und englische –, sowie andere Körner und Nüsse in den Diätplan aufnehmen. Falls Sie mit Körnern und Nüssen Ihren Vitamin-E-Bedarf decken wollen, so wählen Sie bitte die rohe Sorte.

Durch Einnahme von Phosphor, Mangan und Inositol – einem Vitamin des B-Komplexes – können Sie eine effektivere Resorption von Vitamin E gewährleisten. Diese Stoffe nennt man auch »Helfer« des Vitamin E. Beim Kauf des Vitamins müssen Sie sich entscheiden, ob Sie lieber alpha-Tokopherol – das wirksamste – oder die gemischte Tokopherol-Sorte (alpha-, beta- und gamma-Tokopherol), die man die natürlichere nennt, haben wollen. Die Meinungen scheiden sich an dieser Stelle, doch ich persönlich bevorzuge alpha-Tokopherol als Vitamin-E-Quelle.

Man konnte feststellen, daß Vitamin E die Produktion männlicher Sexualhormone beeinflußt, und es scheint gesichert, daß es die körperliche Ausdauer steigert. Mit der Zeit könnte es, dies anzunehmen ist nicht abwegig, die sexuelle Leistung des Mannes positiv beeinflussen.

Ein schwerer Vitamin-E-Mangel kann sich durch Störung der Fortpflanzungsorgane, Degeneration der Hoden, Sterilität und allgemeine Schwächezustände anzeigen.

Es liegen Berichte darüber vor, daß dieses Vitamin zuweilen Beschwerden beheben konnte – wie z. B. hohen Blutdruck, Muskelschmerzen, Dysmenorrhöe sowie die lästigen Symptome der Wechseljahre.

Eine Tagesdosis von 400–1500 i.E. ist unbedenklich. Natürliche Vitamin-E-Tokopherole absorbiert der Körper schneller als die synthetischen Präparate.

Eisen. Dieser Mineralstoff unterstützt die Gesundheit und somit auch jene der Sexualorgane.

Folsäure. Frauen, welche die Pille zur Geburtenkontrolle nehmen, bedürfen größerer Vitamin-E- und Folsäure-Mengen. Falls dies Ihr Fall ist, besprechen Sie es mit Ihrem Arzt, der Ihnen wahrscheinlich eine tägliche Dosis von 10–15 mg Folsäure verschreiben wird.

Lecithin. Diese Substanz steigert die Qualität und Anzahl der Spermien.

Linolsäure. Diese Substanz scheint den Alterungsprozeß aufzuhalten.

Magnesium. Ein Magnesium-Mangel kann sich auch auf die Samenproduktion des Mannes nachteilig auswirken. Früchte, Gemüse, Vollkornbrot, Nüsse und Körner jeder Art liefern diesen Stoff reichlich.

Nukleinsäure. Diese Substanz stand in den letzten Jahren im Zentrum des Interesses, weil sie anscheinend das Ergrauen der Haare verhindert, dem Körper neue Vitalität schenkt und die Liebeslust fördert. Es wurde behauptet, die Nukleinsäure sei, zusammen mit einem Kohlenstoffatom, der »Lebenskern« schlechthin. Doch dies ist eine allzu einfache Formulierung von Tatbeständen, die noch nicht genügend erforscht wurden.

Pantothensäure. Dieses Vitamin B schenkt neue Lebenskraft und beseitigt Streßsymptome, was der Freude am Sex nur zugute kommt.

Phosphor. Dieser Mineralstoff ist sehr wichtig für ein normales Sexualleben – denn er fördert die Libido. Bei Phosphor-Mangel wird eine sehr hohe Dosis meist den Wunsch nach Sinnlichkeit hervorrufen. Fehlt dem Organismus jede Spur dieses Mineralstoffes, so kann dies die Samenproduktion negativ beeinflussen.

Phosphor ist in Gemüse, Früchten, Vollkornbrot, Weizenkeimen, Nüssen und Körnern enthalten. Man kann Phosphor in Tablettenform kaufen, wobei es meist mit Calzium kombiniert wird, um eine erhöhte Resorption zu garantieren.

Kalium. Der Mineralstoff steigert den Muskeltonus, stärkt die Drüsen und beseitigt Erschöpfungszustände. Ein schwerer Mangel kann andere mit Infarkt- und Herzleiden verbundene Beschwerden zufolge haben.

Kalium ist in Datteln, Feigen, im Sirup der Zuckerhirse, in Melonen, Bananen und Apfelessig enthalten.

Kalium in Tablettenform oder Vitaminpräparate mit erhöhtem Kaliuminhalt können in der Apotheke gekauft werden.

Zink. Dieser Mineralstoff wirkt auf die Prostata tonisch. Ihm kommen noch andere Eigenschaften zu, u. a. die eines Appetitanregers.

Ein Zink-Mangel kann sich nachteilig auf die männliche Leistungskraft auswirken. In früheren Zeiten empfahl man jedem, der sexuell aktiver werden wollte, Schnecken und Austern zu essen: diese Meeresfrüchte sind besonders reich an Zink.

Ich habe mich so lange bei den Vitaminen und Mineralstoffen aufgehalten, um dem Leser die Wichtigkeit dieser Substanzen für ein normales Sexualleben vor Augen zu führen.

Ich habe es unterlassen, die sexuelle Wertigkeit von Amygdalin (Laetril), des Vitamin B_{17} oder des Vitamin B_{15} oder gar Kupfer, Mangan oder Calcium zu erwähnen.

Merken sollte man sich, daß jeder Mangel, sei es des einen oder anderen Vitamins oder der verschiedenen Mineralstoffe, – ganz abgesehen von der Verschlechterung des allgemeinen Gesundheitszustandes – sexuelle Beschwerden und Schwierigkeiten mit sich ziehen kann.

Vogelnestsuppe – ein potenzsteigerndes Mittel

Im Fernen Osten werden Suppen mit einer bestimmten Art Vogelnester als Heilmittel für die Männlichkeit bereitet.

Ich möchte bezweifeln, daß eine Suppe, die mit den Nestern der Meeresschwalbe zubereitet wird, als echtes Aphrodisiakum, das heißt als schnellwirkendes sexuelles Stimulans, wirken kann. Auf längere Zeit kann jedoch der Genuß einer Suppe, deren Hauptingredienz das Nest darstellt, welches aus dem sehr nahrhaften eßbaren chinesischen Seetang gebaut wurde, die Libido ganz allgemein beleben. Die Blätter, welche reich an allen lebensnotwendigen Mineralstoffen in verschiedener Dosis sind und auch Vitamine enthalten, werden von Fischrogen zusammengehalten, die die Meeresschwalbe beim Nestbau benutzt. Die Rogen enthalten reichlich Phosphor, das in der menschlichen Sexualität eine große Rolle spielt.

In der vorkommunistischen Ära konnten sich in China nur die »oberen Zehntausend« diese Delikatesse leisten.

Wachs-Sumach
Die Frucht des immergrünen Wachsbaumes Chinas wird zur Kräftigung des Fortpflanzungssystems, zur Regeneration und dazu benutzt, das Ergrauen der Haare zu verhindern.

Die Blätter des Baumes werden bei Erkältungen und Schwindelanfällen, bei Kopfschmerzen und Blutandrang zur Lunge verschrieben.

Wahrsagersalbei; *Salvia divinorum*
Die mexikanischen Mazatec-Indianer von Oaxaca benutzen diese Pflanze in ihren Wahrsageritualen und berichten, daß die in kochend heißes Wasser getauchten und dann abgeseihten Blätter dieser Salbeiart eine Flüssigkeit ergeben, die geistiges und körperliches Wohlbefinden verursacht. Ein beachtlicher Teil dieses Hochgefühls soll auch sexueller Natur sein und bis zu drei Stunden anhalten. Der chemische Wirkstoff, der für diese Reaktionen verantwortlich ist, konnte bis heute noch nicht isoliert werden.

Wairuru – ein seltsames Aphrodisiakum
Wairuru ist die Frucht eines im Camatagebiet Boliviens häufig vorkommenden Baumes.

Ein lokaler Aberglaube will, daß der oder die Geliebte, welche(r) die Frucht verzehrt, sich jenem, der sie dargebracht, eng verbunden fühlen wird.

Es handelt sich hierbei wohl um ein Beispiel der angewandten Sympathielehre im sexuellen Bereich.

Wasserdost, Purpurfarbener; *Eupatorium purpureum*
Der *Purpurfarbene Wasserdost* enthält Eupatorin. Die amerikanischen Indianer benutzten diese Pflanze viel.

Die Meskwaki-Indianer schätzten das Kraut hoch und benutzten es zur sexuellen Verjüngung und zur Heilung allgemeiner Beschwerden. Selbst die blühenden Spitzen besitzen pharmakologischen Wert.

Wasserkresse; *Nasturtium officinale*
In einigen afrikanischen Ländern wird diese würzige Salatpflanze als Aphrodisiakum betrachtet.

Zu der medizinischen Anwendung dieser Pflanze gehört ihre heilende Eigenschaft bei Herz- und Nierenbeschwerden.

In der Volksmedizin wird Schwangeren von dieser Pflanze abgeraten, weil sie eine Fehlgeburt einleiten könnte.

Wassernabel, Asiatische; *Hydrocotyle asiatica*
Diese Wassernaben-Art ist eine tropische Pflanze Asiens und Afrikas. Kleine Dosierungen ihrer Blätter können stimulierend und diuretisch wirken. Größere Mengen haben einen aphrodisischen Effekt.

Die westliche Kräuterheilkunde unserer Tage macht nur noch selten Gebrauch von *Hydrocotyle,* da die meisten ein anderes Mitglied der Familie, *Hydrocotyle asiatica minor,* bevorzugen. Beide Pflanzen besitzen den Ruf, daß sie, in normaler Dosierung, die Hirnzellen beleben und das Altern verzögern.

Weide, Schwarze; *Salix nigra*
Im Volksmund kennt man diesen Baum als Kätzchen-Weide. Diese ursprünglich eurasische Pflanze wächst nunmehr auch in Nordamerika, Kanada und Nordafrika. Zum Teil wird sie auch angebaut.

Nordamerikanische Indianer benutzten die Kätzchen als Aphrodisiakum. Andere Teile des Baumes – Rinde und Beeren – wurden zur Dämpfung des Geschlechtstriebes verwendet. Die Rinde enthält Salicin-Glykoside, die im menschlichen Körper resorbiert und zu Salizylsäure oxydiert werden – dem Stoff, aus dem man Aspirin herstellt. Ein Infus aus der Rinde wirkt lindernd bei Asthmaanfällen, Erkältungen, Grippe und Rheumatismus. Es hat einen beruhigenden Effekt.

Weißquirlbaum (Dita); *Alstonia scholaris*
Das auch *Schulholzbaum* genannte Oleandergewächs ist auf den Philippinen und in Ostasien heimisch. Der chemische Wirkstoff des Baumes, Chlorogenin, ist in unterschiedlichen Mengen in den Samen des Baumes enthalten. Chlorogenin verstärkt die sexuelle Erregbarkeit und verzögert den Samenerguß, erweist sich also bei vorzeitiger Ejakulation als erfolgversprechendes Mittel.

Vorsicht! Es kann nicht vorausgesagt werden, welche Dosis dem einzelnen zuträglich ist. Die exakte Dosierung ist sehr schwer zu bestimmen.

Der Tee aus der Rinde des *Weißquirlbaumes* ist zur Linderung menstrueller Beschwerden benutzt worden.

Weißwurz, Asiatische; *Polygonatum falcatum*
Diese asiatische Art des Salomonssiegels gehört zu den lebensverlängernden Pflanzen des Orients.

Da sie herz-, muskel- sowie allgemein stärkend wirkt, kann sie zu den potenzsteigernden Mitteln gezählt werden.

Wermut; *Artemisia absinthium*
Wermut wird bei manchen sinnliche Empfindungen auslösen: Es wird behauptet, daß dies dem ätherischen Öl Thujon zuzuschreiben sei. Doch enthält *Wermut* noch andere Stoffe – Absinthin, Anabsinthin und Santonin –, die ihrerseits an der aphrodisischen Wirkung beteiligt sein könnten.

Wermut war schon im alten Ägypten als Arzneipflanze bekannt; der Papyrus ›Ebers‹ (um 1600 v. Chr.) erwähnt die Artemisia unter dem Namen ›Saam‹.

Einer europäischen Legende zufolge beraubt der *Wermut* den Mann seines Mutes. Man rieb sich mit *Wermutsalbe* ein, um unerwünschte Nachtelfen und Kobolde fernzuhalten.

Es gab Zeiten, zu denen besaß die Pflanze für die Mexikaner großen rituellen Wert. Während der Feste der Salzkönigin tanzten Frauen mit Wermutgirlanden im Haar zu Ehren der Göttin.

Im Mittelalter nahm man in Europa den Heiltrank aus *Wermut* gegen Erkältungen, Grippe, Halsschmerzen und ähnliche Leiden. *Wermuttee* wird noch heute als hervorragendes Mittel bei Magenleiden und als Tonikum getrunken.

Vorsicht! *Wermut* kann zwar im Kräuterladen gekauft werden, doch man sollte damit äußerst vorsichtig umgehen. Trinken Sie den Tee nur gelegentlich. Über längere Zeit eingenommen, kann diese Droge sowohl geistig als auch körperlich schwächen, da die ätherischen Öle giftig sind (Gehirn-Gift): *Wermutöl* ist ja der Stoff, aus dem der nunmehr verbotene Absinth hergestellt wird.

Wilde Akelei; *Aquilegia canadensis*
Die Männer der Omaha- und Ponca-Indianer Nordamerikas benutzten die pulverisierten Samen der *Wilden Akelei* als Aphrodisiakum.

Angeblich wirkte das Samenpulver, das man auf die Handfläche des Geliebten oder der Geliebten rieb, sexuell stimulierend, wenn man sich bei den Händen hielt.

Wilde Möhre – siehe **Gelbrübe** – Menstruationsmedikamente, II. Teil

Wilder Honig (Miel Virgen) – ein potenzsteigerndes Mittel
Der *Wilde* – unberührte, nicht gekelterte, nicht raffinierte – *Honig* Mexikos genießt unter den einheimischen Männern einen hervorragenden Ruf als potenzsteigerndes Mittel. Dieses Naturprodukt kann tatsächlich von Männern und Frauen bei all jenen Beschwerden genommen werden, die mit den Geschlechtsorganen zusammenhängen. Manchmal wird der Honig gereicht, um eine langsame Geburt zu beschleunigen.

Der Honig aus dem Supermarkt wird kaum dieselbe Wirkung besitzen, denn er wurde ausgekocht und hat bei dieser Behandlung die wertvollsten Stoffe verloren.

Es mag auch sein, daß der *Wilde Honig* Mexikos einen Stoff enthält, der den nordamerikanischen oder europäischen Varietäten fehlt.

Wollfruchtkaktus (Aloekaktus); *Peyote cimarron, Ariocarpus retusus*
Der *Wollfruchtkaktus* oder *Wilde Peyote* wird von den Indianern Mexikos als viel gefährlichere Substanz denn der Peyote

betrachtet – vor allem, wenn man ihn über längere Zeit und regelmäßig zu sich nimmt. Niemand streitet ab, daß die halluzinogene Wirkung mit einer starken erotischen Komponente einhergeht, doch ist eine längere Einnahme gesundheitsschädlich und wird geistige sowie Charakterveränderungen verursachen.

Yagé; *Banisteriopsis caapi*
Yagé, auch *Caapi* oder *Ayahuaska* genannt, ist ein Rauschtrank, der aus einer Liane des Amazonas- und Orinocogebietes gebraut wird.

Kleinere Dosen davon wirken aphrodisisch, größere halluzinogen. Das Getränk vermag, in sehr großen Mengen genommen, visuelle Halluzinationen hervorzurufen. Der Halluzinierende mag farbige Visionen haben und eine Verzerrung der Perspektive erleben: große Gegenstände können ihm klein, kleine groß erscheinen. Aus einem nicht erklärten Grund kann eine psychotrope Dosis nächtliches Sehen verbessern.

Yagé enthält unter anderem Harmin und Harmalin, zwei Pflanzenalkaloide, die auf das Zentralnervensystem und sexuell stimulierend wirken.

Um dies zu erreichen, kocht man Stücke der Liane ab und trinkt die gefilterte Flüssigkeit.

Südamerikanische Indianerstämme benutzen *Yagé* in ihren religiösen Riten. Sie glauben, daß der dadurch erzeugte Rausch einer »Rückkehr zur Erde«, zum Beginn aller Dinge gleichkomme. Die Berauschten werden die Stammesgottheiten und die Mysterien von Himmel und Erde halluzinieren. Die *Yagé*-Erfahrung bewirkt eine zeremonielle Festigung der religiösen Vorstellungen dieser Indianer.

Die Tukanoan-Indianer Kolumbiens geben vor dem Initiationsritus den Knaben die Droge, um den Schmerz und Schock beim Eintritt in die Mannbarkeit zu dämpfen.

In Brasilien und Peru ist *Yagé* Bestandteil sehr religiöser Festhandlungen, welche auf frühe Stammeslegenden und -mythologien zurückgehen. Peruanische Medizinmänner benutzen die Pflanze zur Diagnose und zur Behandlung der Krankheit.

Yamswurzel; *Dioscorea spp.*

Lange bevor man die Steroide in den verschiedenen *Dioscorea*-Arten entdeckte, schrieb die chinesische Volksmedizin den Knollen des *Yam* tonische und lebensverlängernde Eigenschaften zu, sowie die Fähigkeit, den Geist zu schärfen und das Gemüt aufzuhellen.

Viele Arten der Gattung der *Dioscorea* enthalten Dioscorin, eine Substanz, die den Steroiden oder speziell den Geschlechtshormonen sehr ähnlich ist.

Pflanzen dieser Gattung enthalten ferner Stoffe wie Diosgenin, Sapogenin, Dioscin und Dihydrodioscorin.

Die *curanderos* (Heiler) der mexikanischen Volksmedizin hatten die verhütende Wirkung der Blätter der verschiedenen Dioscorea-Arten erkannt und wußten auch, daß dies nur stimmte, wenn die Frau die Blätter kaute.

In den 40er Jahren hatte Russell Marker, Professor für Organchemie an der University of Pennsylvania, einen Traum. Er versuchte eine Pflanze ausfindig zu machen, aus der man das weibliche Sexualhormon Progesteron synthetisieren könnte. Versuche mit diesem Hormon hatten gezeigt, daß es spontane Fehlgeburten erfolgreich abzuwenden vermochte. Da dieses Hormon bis zu jener Zeit nur aus tierischen Substanzen gewonnen werden konnte, diese aber nur in begrenzten Mengen vorlagen, waren die Preise in die Höhe geschnellt.

Professor Markers Traum führte ihn nach Mexiko. Nach einer schwierigen und entmutigenden Suche konnte er endlich durch eine *curandera* aus Südmexiko, welche die Pflanze anbaute, die *cabeza de negro,* eine *Dioscorea*-Art, auftreiben.

Von da an gelang es ihm, mehrere geeignete Pflanzen ausfindig zu machen, und er konnte schließlich viereinhalb Pfund nicht-tierischen Progesterons synthetisieren. Daraufhin gründete er mit Dr. Emerick Solmo die Firma Syntex, die vor allem orale Verhütungsmittel produzierte und vertrieb. Professor Marker ist nicht mehr mit der pharmazeutischen Firma assoziiert.

Etliche Arten der *Dioscorea*-Gattung werden in Indien angebaut, um Diosgenin und Dioscorin zu gewinnen, mit denen man Cortison und die als Steroide bekannten Sexualhormone herstellt.

Zwei dieser wichtigen Arten sind die *Dioscorea deltoidea*, die im nordwestlichen und zentralen Himalayagebiet wächst, und die *Dioscorea sikkimensis*, eine Pflanze, die im östlichen Himalayagebiet, in Sikkim, Nepal, Bhutan, Bihar und Bengalen heimisch ist.

In Brasilien findet man viele *Dioscorea*-Arten, die man dort *cara* nennt.

In Rußland werden die Sexualhormone aus verschiedenen Nachtschatten-Arten gewonnen. In England liefert die Agave aus der Familie der Amaryllidaceae die Steroide.

Außer Cortison und Progesteron werden aus diesen Pflanzen auch Sexualhormone wie Testosteron und Estriol gewonnen.

Yohimbin; *Corynanthe yohimbihi*

Die Rinde des in Afrika heimischen *Corynanthe yohimbihi*-Baumes wird gesammelt und in die ganze Welt verschickt.

Die u. a. im britischen und deutschen Amtlichen Arzneimittelbuch (BRD: Rote Liste) enthaltene Droge ist zuweilen in der einen oder anderen Form als Aphrodisiakum verordnet worden. Obwohl das rein pflanzliche Präparat in den Vereinigten Staaten keinen gesetzlichen Einschränkungen unterliegt, ist es in England beschränkt verschreibungsfähig.

Yohimbin entwickelt seine aphrodisierende Wirkung relativ schnell. Indem man einen halben Liter kochenden Wassers über die zerkleinerte Rinde gießt und dies dreißig Minuten lang ziehen läßt, kann man ein hervorragendes Infus vorbereiten. Benutzt man Rindenpulver, so mag das Infus bei gleicher Wirksamkeit leicht getrübt sein. Man nehme zehn bis dreißig Tropfen des abgeseihten Infus. Die Dosierung sollte nicht erhöht werden, bis man nicht herausgefunden hat, wie man auf die Droge anspricht. Yohimbin ist auch in Kapseln erhältlich. Um die gewünschte Wirkung zu erzielen, muß man eine Mindestdosis von 300 mg einnehmen.

Yohimbin-Hydrochlorid – ein adrenerger Hemmer

Yohimbin-Hydrochlorid ist ein sexuelles und spinales Reizmittel, das meist oral genommen oder durch die Nase geschnupft wird.

Eine leichte Gemütsveränderung oder psychedelische Wahrnehmung mag mitunter vorkommen, doch bewirkt diese Droge vor allem Aphrodisie.

In den Vereinigten Staaten kann *Yohimbin-Hydrochlorid* von einigen Versandfirmen bezogen werden; in Kanada ist es nicht erhältlich. Es handelt sich dabei um eine Kombination der afrikanischen Droge Yohimbin und der standardisierten Dosis Salzsäure.

Vorsicht! In höherer Dosis kann Yohimbin Erregungszustände, eine Erhöhung des Blutdruckes und Gereiztheit verursachen.

Zacatechichi; *Calea zacatechichi*
Die Blätter der *Calea zacatechichi,* eines mexikanischen Strauches, sind als mildes sexuelles Stimulans und als halluzinogene Droge benutzt worden.

In der mexikanischen Volksmedizin dienen die Samen und Blätter der Pflanze als Appetitanreger sowie als fiebersenkendes und brechreizförderndes Mittel. Die Chinatal-Indianer Oaxacas benutzen die Pflanze zum Wahrsagen und zur Schärfung der Wahrnehmung und des Denkens.

Zalou-Wurzel; *Ferula hermonic*
Der Gebrauch der *Zalou-Wurzel* wurde in oder um Beirut eingeführt. Da die Wurzel in Europa kaum erhältlich ist, hat man außerhalb des Ursprungslandes noch keine verläßlichen Berichte über ihre Wirkung sammeln können.

Überlebt eine Pflanze die empirisch orientierte Anwendung, so scheint es meist einen guten Grund dafür zu geben.

Zuckerwurzel; *Sium sisarum*
Die süßschmeckende Wurzel, die man in Frankreich *Chervi* nennt und die seit langem in Europa angebaut wird, ist in China heimisch. Die eßbare Wurzel, die man gewöhnlich gekocht und mit Butter garniert auf den Tisch bringt, wird seit dem 17. Jahrhundert als mäßiges Aphrodisiakum geschätzt.

Zwergpalme; *Serenoa serrulata*
Über längere Zeit eingenommen können die nach Seife schmeckenden Beeren der *Zwergpalme* des Südens und Ostens der Vereinigten Staaten Hoden und Milchdrüsen neu beleben und regenerieren. Die Beeren, welche eher als die Geschlechtsorgane aufbauendes denn als aphrodisierendes Mittel wirken, können zudem als allgemeines Tonikum für beide Geschlechter benutzt werden.

1 g der pulverisierten Beeren ist die Dosis, die man zwei- oder dreimal täglich einnehmen sollte. Begrüßenswert scheint außerdem die Tatsache, daß die Beeren sehr nahrhaft sind.

Zygophyllum; *Zygophyllum fabago*
Diese Pflanze, die im Westen der Vereinigten Staaten heimisch ist, wirkt wegen des enthaltenen Alkaloids Harmal aphrodisisch und psychedelisch.

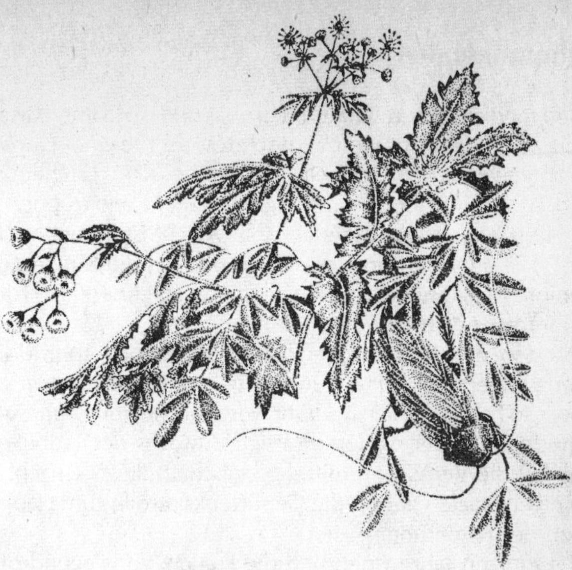

II.
Verhütungs- und Abtreibungsmittel, Fruchtbarkeitsarzneien, Anaphrodisiaka und Menstruationsmedikamente

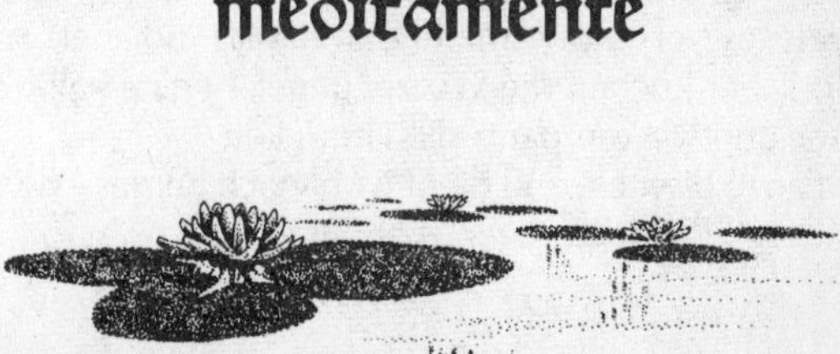

Verhütungsmittel

In den medizinischen Büchern Europas und Nordamerikas steht wenig über Pflanzen und chemische Stoffe, die einer Empfängnis entgegenwirken können. Die katholische Kirche sowie überhaupt alle orthodoxen Religionen und Laiengruppen lehnen die Geburtenkontrolle ab. Ihre Macht ist immer noch so groß, daß sie sogar jene, die kaum noch in die Kirche gehen oder ihre Religion praktizieren, zu dieser ablehnenden Haltung zu überreden vermag.

Doch so, wie die Menschen schon immer nach Aphrodisiaka, potenzsteigernden Mitteln und sexuellen Stimulanzien gesucht haben, so haben sie sich bemüht, verträgliche Verhütungsmittel zu finden. Erst der explosionsartige Zuwachs der Erdbevölkerung hat die Verhütungsmittel gesellschaftsfähig gemacht und in einigen Staaten gehört die Geburtenkontrolle zum Hauptanliegen der Regierung.

Seit einigen Jahren nehmen die Frauen, vorwiegend protestantischer Länder, die »Pille«, ein orales Verhütungsmittel aus Östrogenderivaten. Die gegen die Pille gerichtete Kritik und die empörten Protestschreie sind in letzter Zeit verstummt, obwohl dieses Medikament nachweislich speziell bei Frauen über vierzig zu körperlichen Beschwerden führen kann (aber nicht muß).

Im ersten Teil dieses Buches wurde gelegentlich auf Verhütungswirkungen verwiesen, doch hier sollen einige besonders wirksame Mittel gesondert behandelt werden.

Bahia, Schrotsägeblättrige; *Bahia dissecta*

Die *Schrotsägeblättrige Bahia,* die im Gran Canyon wächst, ist ein begehrtes Verhütungsmittel der Navajo-Indianer.

Die Indianer kochen die Wurzel ungefähr eine halbe Stunde in Wasser und trinken dann die Flüssigkeit.

Die Pflanze diente – und dient wohl noch immer – den Navajo-Indianern als Mittel gegen Arthritis.

Baumwollpflanzen; *Gossypium spp.*
In der Vergangenheit wurde die Wurzel der *Baumwollpflanzen* zur Auslösung der Regel und zur Abtreibung eingenommen. Inzwischen hat man in China *Gossypol* entwickelt, das erste wirksame und unschädliche orale Verhütungsmittel für den Mann. Es wird aus den Samen und anderen Pflanzenteilen hergestellt.

Gossypol blockiert die Samenproduktion eher, als daß es die vorhandenen Spermien abtötet. Es muß drei Monate lang täglich in vorgeschriebener Dosis eingenommen werden, dann kann man die Einnahme verringern, ohne die Wirksamkeit des Mittels zu schmälern.

Die Wirkung von Gossypol ist angeblich reversibel, d. h. der Benutzer kann ungefähr ein Jahr nach Absetzen des Präparates wieder fruchtbar sein.

Obwohl die Pillen seit 1978 in chinesischen Kliniken und Gesundheitszentren verteilt wurden, wäre es übertrieben, zu behaupten, die Chinesen seien begeistert von diesem neuartigen Mittel.

Bis jetzt hat man im Westen mit kritischem Auge die Entwicklung in China verfolgt und es vorgezogen, positive Berichte abzuwarten und auszuwerten, um die Droge eventuell freizugeben.

Erigonum; *Erigonum jamesii*
Die Navajo-Indianer benutzten die gekochte Wurzel dieser Pflanze zur Verhütung ungewollter Schwangerschaften.

Frauen des Stammes tranken das Wurzeldekokt während ihres Regelzyklus.

Frasera; *Frasera speciosa*
Ein Infus aus dieser Pflanze diente den Shoshoni-Indianern als empfängnisverhütendes Mittel.

Germer; *Veratrum californicum*
Der amerikanische *Germer* wurde von den Indianern als Arzneimittel benutzt; seine Eigenschaften sind meines Wissens je-

doch noch nicht untersucht worden. Im 19. Jahrhundert war es das unter Indianern beliebteste Verhütungsmittel.

Zur Geburtenkontrolle trank man drei Wochen lang täglich ein Dekokt aus der Wurzel der Falschen Nießwurz oder des Weißen Germers. Größere Dosen über längere Zeit genommen können zu einer irreversiblen Sterilität führen.

Mylitta; *Mylitta lapidescens*
Mylitta ist ein parasitäres Knollengewächs, das auf den Wurzeln gewisser Bäume vorkommt. Es sieht aus wie ein kleines, rundes Knötchen, das von einigen Milligramm bis zu einem halben Pfund schwer sein kann. Frisch soll diese Knolle ein wirksames männliches Verhütungsmittel sein. Über längere Zeit genommen, mag es jedoch Impotenz bewirken.

Mylitta ist wegen der pharmazeutischen Eigenschaften bei Frauenleiden bekannt.

Salomonssiegel, Unechter; *Smilacina racemosa, Smilacina stellata*
Angehörige der westlichen Indianerstämme tranken ein Infus aus der Wurzel des *Unechten Salomonssiegels,* um eine Empfängnis zu verhüten. Sowohl der Mann als auch die Frau tranken einmal täglich für eine Woche eine halbe Tasse des Infus aus den Blättern. *Unechter Salomonssiegel* ist auch zur Behandlung von Menstruationsunregelmäßigkeiten benutzt worden.

Seidenpflanze; *Asclepias cornuti/syriaca*
Die Indianer der Provinz von Quebec tranken ein Infus aus der zerstoßenen Wurzel des nordamerikanischen *Schwalbenwurzgewächses,* wie man es auch nennt, um eine zeitweilige Sterilität herbeizuführen.

Im Südwesten der Vereinigten Staaten tranken die Frauen der Navajo-Indianer nach der Geburt ein Infus aus der gesamten Pflanze.

Steinsame; *Lithospermum ruderale*
Die Volksmedizin der Nevada-Shoshonis lehrt, daß der täglich über sechs Monate genommene kalt angesetzte Auszug aus dem *Steinsamen* bleibende Sterilität herbeiführt.

Die Shoshonis waren überzeugt, daß die gelegentliche Einnahme des Infus eine zeitweilige Verhütung bewirke.

Testosteron – ein männliches Sexualhormon – siehe auch **Sarsaparille,** I. Teil
Viele Männer nehmen *Testosteron,* sei es als rezeptpflichtiges Mittel oder als *Sarsaparillenwurzel,* um sich sexuell zu regenerieren.

Testosteron kommt im Körper eines jeden Mannes vor. Mit wachsendem Alter nimmt die natürliche Körperproduktion dieses wichtigen Hormons ab, was mitunter eine Verringerung der Manneskraft bedingt.

Versuche mit *Testosteron* haben verblüffende Ergebnisse zutage gebracht: Bei intravenöser Gabe des Hormons in Abständen von 12 Tagen hemmte es die Spermienproduktion. Die Behandlung hatte keine nachteilige Wirkung auf die sexuellen Lustbedürfnisse oder Interessen. Und so mag dieses männliche Hormon das männliche Verhütungsmittel der nächsten Jahrzehnte werden.

Bis jetzt ist *Testosteron* rezeptpflichtig und dies wird sich in der nächsten Zeit kaum ändern. Eingeweihte benutzen die *Sarsaparillenwurzel,* die *Testosteron* enthält und von jedem größeren Kräuterversandhaus bezogen werden kann. Während ein Mann die pulverisierte Wurzel regelmäßig einnimmt, wird er wegen der verhütenden oder die Spermatogenese hemmenden Wirkung des *Testosteron* kaum eine Frau befruchten. Einige Kräuterheilkundler haben diese Eigenschaft schon in den letzten dreißig Jahren genutzt.

Teufelszwirn; *Cuscuta megalocarpa*
Die Indianer der westlichen Ebenen und Berge Nordamerikas benutzten die ganze Pflanze wegen ihrer verhütenden Eigenschaften. Dem *Teufelszwirn* kommt auch allgemeine arzneiliche Verwendung zu.

Wasserschierling; *Cicuta maculata/virosa*
Frauen der Cherokee-Indianer kauten und schluckten die Wurzel des giftigen *Wasserschierlings,* um eine endgültige Sterilität herbeizuführen.

Lebensmüde Indianer aßen große Mengen dieser tödlichen Sumpfpflanze.

Abtreibende Mittel

Abortionverursachende Behandlungen, Pflanzen und chemische Stoffe waren der Volksweisheit schon immer bekannt. Abtreibung und Kindstötung wurden und werden von primitiven Völkern als instinktive Kontrolle der Gesundheit und Anzahl der Nachkommen praktiziert. In zivilisierten Ländern wird das Abtreiben jedoch allgemein als Kindsmord abgelehnt. Trotzdem wird sich ein junges Paar unter gewissen Umständen – aus finanziellen oder anderen Gründen – gegen die Geburt eines Kindes entscheiden oder ein unverheiratetes Paar wird irgendwann im Verlauf der Beziehung eine Abtreibung bejahen. Ein älteres Paar mag zu demselben Entschluß gelangen, um die Konsequenzen einer Schwangerschaft nicht auf sich nehmen zu müssen. Erkrankung vor oder während der Frühschwangerschaft oder andere medizinische Indikationen können mitunter einen Abbruch der Gravidität nahelegen.

Was auch immer der Grund und wie auch immer die Methode des Schwangerschaftsabbruchs sein wird – ob »legal« von einem Gynäkologen, klammheimlich bei einem Engelmacher oder zu Hause praktiziert: die Frauen sehen es als die ganz private und persönliche Lösung eines »Dilemmas« an, ungeachtet der überwiegend mißlichen Rechtslage, des kriminellen Stigmas, religiöser Doktrinen und gesellschaftlicher Verachtung.

In den meisten Ländern sind An- oder Feilbieten und/oder Einnahme von abtreibenden Mitteln verboten; Schwangerschaftsabbrüche aus gesundheitlichen Gründen erfolgen unter ärztlicher Überwachung und Nachuntersuchung. In vielen Ländern, so Kanada, war bis vor kurzem (oder ist) Abtreibung noch immer ein Kapitel des Strafgesetzbuches. Alle Methoden, einen Abbruch herbeizuführen, bergen größere Gefahren in sich.

Vorsicht! Alle hier aufgeführten abtreibenden Mittel können unter gewissen Umständen schädlich sein. Sie eignen sich auf keinen Fall zur Selbst-Verarztung und dürfen nicht zum Herumexperimentieren benutzt werden. Und doch wollen wir sie erwähnen, weil dieses Buch ohne sie unvollkommen wäre.

Bishkhapra; *Trianthema portulacastrum*

Die Blätter der *Bishkhapra-Pflanze* Indiens wurden seit langem als abtreibendes und diuretisches Mittel benutzt. Eine Untersuchung hat erwiesen, daß die Blätter Punarnavin enthalten, das Kontraktionen der Gebärmutter oder Wehen auslöst. Diese Substanz ist ferner hilfreich bei durch Leber- oder Nierenleiden verursachten Körperschwellungen.

Trianthema decandra ist eine weitere Art der Pflanze. Ihre Wurzel diente zur Hemmung eines zu starken Regelflusses und zur Behandlung testikulärer Entzündungen. Sie gilt ebenfalls als Abortivum.

Blechnum; *Blechnum hastatum*

In Chile dient das Rhizom des *Blechnum hastatum* den Arauco-Indianern als Abtreib- und Brechmittel.

Die Inselbewohner Fidschis gebrauchen *Blechnum procerum,* eine verwandte Art, gegen Kindbettfieber.

Branntweinhefe

Branntweinhefe ist der Rückstand, der nach der Fermentation des destillierten Weizensaftes zurückbleibt.

Die Chinesen kannten die abtreibenden Eigenschaften der *Branntweinhefe;* es ist nicht auszuschließen, daß in dem fermentierenden Weizenwein ein mutterkornähnlicher Stoff vorhanden ist.

Cha Ch'an-Zikade – ein Insekten-Abtreibmittel

Die Peh-lu-Varietät dieser Pappel- und Weidenzikade ist häufig als Abtreibmittel und zur Erleichterung der Ausstoßung der Nachgeburt verwendet worden.

Das richtig getrocknete und pulverisierte Insekt wird auch in der allgemeinen Medizin benutzt.

Cooreenyan; *Hibiscus diversifolius*

Cooreenyan wird von den Eingeborenen Australiens als Abtreibmittel benutzt. Die Pflanze wächst wild in der australischen Provinz von New South Wales.

Naturheilkundler der Insel Fidschi benutzen den Saft der Blätter, um einen Abgang einzuleiten.

Echsenleber

Im Fernen Osten werden Stückchen der Leber zweier Echsenarten mit Alkohol und Zikadenhaut vermischt und um den Nabel einer Frau gerieben, um einen Abgang einzuleiten.

Die Echsen sind *Eumeces quinquelinealus* und *Eumeces latiscutatus. Eumeces elegans* wird zuweilen benutzt, wenn die beiden anderen Arten nicht erhältlich sind. Diese drei Arten umfassen einige Klassen größerer Echsen.

Gaertneria; *Gaertneria scanthicarpa*

Wenn man dem Bericht der mexikanischen Zuni-Indianer Glauben schenkt, so führt eine größere Dosis des Infus aus der gesamten Pflanze zu einer Abtreibung. In kleineren Mengen genossen wirkt es menstruationsfördernd.

Gerste, Chinesische; *Hordeum vulgare*

Die *Gerste Chinas*, von der es einige Varietäten gibt, soll angeblich abtreibende Wirkung besitzen. Wenn Getreide einen Abgang verursacht, so ist dies meist auf einen parasitären Pilz wie etwa den Mutterkorn-Pilz zurückzuführen.

In China glaubt man auch, daß der regelmäßige Genuß von Gerste über einen längeren Zeitraum den Körper stärken und neubeleben und somit die sexuellen Interessen eines Menschen verjüngen kann.

Die europäische Volksmedizin schrieb dem Hafer ähnliche Eigenschaften zu.

Gerstenmalz

In China gilt *Gerstenmalz* als Abortivum. Man hat es auch bei Beschwerden nach der Geburt benutzt.

Goldenes Kreuzkraut (Jakobskreuzkraut); *Senecio aureus*
Diese Pflanze wächst vor allem im Süden der Vereinigten Staaten, wo man es unter den farbigsten Bezeichnungen kennt, wie etwa: Unechter Baldrian, Lebenswurzel (Liferoot), Squaw-Kraut usw.

Um die Wehentätigkeit zu unterstützen und die damit verbundenen Schmerzen zu lindern, brühten die Indianerfrauen einen Tee aus den Blütenköpfen des *Goldenen Kreuzkrautes.*

Allgemeinere Verwendungen des Infuses waren die Behandlung von nervösen Leiden, körperlichen Schwächezuständen, Husten und Nierenbeschwerden.

Kalmus; *Acorus calamus*
Die Frauen der Indianerstämme der westlichen Vereinigten Staaten kochten die *Kalmuswurzel* in Wasser ab und tranken die Flüssigkeit, um eine Schwangerschaft abzubrechen. In der Volksmedizin der Balkanländer wird dasselbe Medikament für diesen Zweck benutzt. Selbst die Eingeborenen der entlegenen Hügel Neuguineas machen von der *Kalmuswurzel* als Abtreibmittel Gebrauch.

Die Angehörigen einiger Indianerstämme kauten bei Erkältung die Wurzel oder tranken ein Dekokt daraus.

Die *Kalmuswurzel* besitzt noch weitere Eigenschaften: Es handelt sich um eine aphrodisierende/psychedelische Pflanze, die ein momentanes Wohlbefinden erzeugt. Diese doppelte Wirkung mag ihre frühere Beliebtheit als Erkältungsmittel erklären. Nach dem Genuß der Wurzel sorgten sich die Patienten womöglich viel weniger um ihre Erkältung, was eine augenblickliche Besserung ihres Gemütszustandes nach sich zog.

In höheren Dosierungen zeigt sich *Kalmus* als echte psychotrope oder halluzinogene Pflanze. In der allgemeinen Heilkräuterkunde hat man die Wurzel als Tonikum, Stimulans, Magenmittel, bei Husten und Verdauungsstörungen benutzt.

Lophatherum elatum
Die Wurzel dieser wildwachsenden chinesischen Pflanze wird als höchstverläßliches Abtreibmittel angesehen. Die Blätter sind harntreibend.

Mistel, Nordamerikanische; *Phoradendron flavescens*
Die *Nordamerikanische Mistel* ist eine parasitäre Kletterpflanze, die auf verschiedenen Baumarten wächst.

Um einen Abgang zu verursachen, bekamen die Frauen einiger kalifornischer Indianerstämme große Mengen des Infus aus den Blättern der *Nordamerikanischen Mistel* zu trinken.

Wissenschaftliche Versuche haben bewiesen, daß das Extrakt aus den Blättern dieser Pflanze starke uterine Kontraktionen auslösen kann. Man hat es auch benutzt, um Hämorrhagien nach der Geburt zu stillen.

Die europäische Mistel, *Viscum album,* wurde als Kreislaufmittel benutzt.

Die keltischen Priester gebrauchten die *Mistel* in ihren Fruchtbarkeitsriten. Sie verehrten sie als heilige Pflanze und sahen in ihr eine Panazee oder Mittel, welches alle Krankheiten heilen könnte. Von der Decke herabhängende Mistelzweige sollten böse Geister bannen.

Die alten Kelten und Germanen verehrten die *Mistel.* Der Gott des Friedens, Baldur, wurde von einem Pfeil aus dem schwachen Mistelholz getötet. Andere Pflanzen, Tiere, Metalle, Gifte und Krankheiten hatten der Göttin Frigga versprochen, Baldur niemals etwas zuleide zu tun. Doch hatte man dies Versprechen von der Mistel nicht abverlangt, da sie so schwach und klein erschien. Nachdem die anderen Götter Baldur wieder ins Leben zurückgerufen hatten, gaben sie die *Mistel* nunmehr der Liebesgöttin Freya in Gewahrsam.

Mutter- oder Fieberkraut; *Chrysanthemum parthenium*
Das *Fieberkraut* wurde auch als Abtreibmittel benutzt. Es wirkt sowohl tonisch als auch menstruationsfördernd.

Ein Infus des Krautes kann bei Erkältungen und Magenbeschwerden lindernd wirken. Es wurde zudem als wurmtreibendes Mittel benutzt.

Mutterkorn; *Secale cornatum*
Die Ruheform des parasitären *Mutterkorn-Pilzes (Claviceps purpurea),* der besonders auf Roggen, aber auch auf anderen Weizenarten vorkommt, sieht hornförmig und schwarzviolett

aus. Daher der Name »Gehörnter Roggen« *(Secale cornatum)*. Es bildet sich auf einem verpilzten ausgezehrten Roggenfruchtknoten, die von der parasitären Pflanze *Oidium abortifaciens* verändert wird.

Früher konnte man *Mutterkorn* rezeptfrei in der Apotheke kaufen und es wurde als Abtreibmittel benutzt. Wegen der strengeren Gesetzgebung unserer Tage ist dieser Gebrauch des *Mutterkorns* nicht mehr so üblich.

Vorsicht! In größeren Dosierungen ist *Mutterkorn* giftig, kleinere Dosen dienen in der Geburtshilfe zur Einleitung von Wehen. In den Händen eines unfähigen Mediziners oder Pfuschers kann es zum gefährlichen Instrument werden. Man sollte es niemals ohne ärztliche Aufsicht nehmen, selbst dann nicht, wenn es in der Drogerie um die Ecke erhältlich sein würde.

Mutterkorn, Unechtes

Echtes Mutterkorn ist in China sehr selten, doch findet man dort einen dem Mutterkorn ähnlichen Auswuchs auf den Ähren von *Avena fatus*. Ein Dekokt aus diesen Ähren wird schwangeren Frauen gegeben, um die Wehentätigkeit einzuleiten oder zu unterstützen.

Pharbitis; *Pharbitis hederacea*

Pharbitis-Samen werden vor allem in Indien und China als menstruationsförderndes und einen Abgang auslösendes Mittel benutzt.

Prachtnelke, *Dianthus superbus*

Die Blütendolden dieser orientalischen Pflanze werden in China und Japan zur Behandlung von Amenorrhöe benutzt. In ausreichender Dosierung können sie als abtreibendes und in Fällen von starken Nachgeburtsblutungen als regulatives Mittel fungieren.

Die Blätter der Prachtnelke werden in der Augenheilkunde und wegen der blutstillenden Eigenschaft bei Hämorrhagien verwendet.

Prostaglandin E_2 und F_2 – oxytocinhaltige und abführende Drogen der Schulmedizin
Diese Substanzen sind, zusammen mit anderen Prostaglandinen, im menschlichen Körper nachweisbar. Man hat ihre Funktion hauptsächlich in Schweden erforscht und hat einige medizinische Anwendungen beschreiben können. Prostaglandin E_2 und F_2 üben auf den schwangeren Uterus eine starke Wirkung aus und können in der Geburtshilfe als Auslöser der Wehentätigkeit oder aber als nichtoperative Schwangerschaftsabbruchmedikamente eingesetzt werden. In den letzten Jahren wurden in den verschiedensten Ländern der Erde von so vielen Forschern und Ärzten neue Prostaglandine entdeckt, daß es unzulässig wäre, eine globale Aussage über ihre medizinische Nutzung zu machen. Die beiden hier erwähnten Prostaglandine stehen kanadischen Gynäkologen nunmehr zur Geburtshilfe zur Verfügung. In anderen Ländern sind sie nur für Labortests zugelassen.

Puka; *Meryta sinclairii*
Der *Puka-Baum* wächst auf den Drei-Königs-, Hen- und Chikken-Inseln vor der Küste Neuseelands.
Die alteingesessenen Maoris Neuseelands benutzen Teile des Baumes als Abtreibmittel.

Raute; *Ruta chalapensis*
In Puerto Rico wurde diese Rautenart als Abtreibmittel benutzt. Tatsächlich machen schwangere Frauen, die ihr Kind nicht verlieren wollen, einen großen Bogen um die Raute.
Die Blätter dienten in der puertorikanischen Volksmedizin als menstruationsförderndes Mittel.
Eine andere Rautenart, die *Gartenraute (Ruta graveolens)*, war schon zu Aristoteles' Zeiten bekannt. Der Philosoph schreibt, sie sei ein erfolgreiches Mittel gegen Hexen und unheilbringende Dinge.
In der griechischen und römischen Mythologie ist die *Raute* ein Sinnbild der Reue.

Rhipogonum scandens

Rhipogonum ist ein entfernter Verwandter der *Sarsaparille (Smilax medica).*

In Australien und Neuseeland gebrauchte man ein Dekokt aus der Wurzel, um einen Schwangerschaftsabbruch einzuleiten. Diese Schlingpflanze soll auch bei Rheumatismus und allgemeinen Schwächezuständen nützlich sein. Man hat sie mitunter als Ersatz für die Sarsaparille gebraucht.

Rosmarin; *Rosmarinus officinalis*

In Mexiko hat man kleinere Dosen der gesamten *Rosmarinpflanze* als menstruationsförderndes, größere Mengen als abtreibendes Mittel benutzt.

Allgemeinere medizinische Anwendungen findet man bei der Behandlung von rheumatischen Leiden und Verdauungsstörungen.

Im Mittelalter wurde *Rosmarin* als Liebeszauber benutzt. So erzählt man, daß ein Liebhaber, der mit einem Rosmarinzweiglein auf die Hand der Geliebten klopfte und dabei Glocken spielen hörte, bald in den Stand der Ehe eintreten würde.

Rosmarin diente auch als Amulett; legte man es unter das Kopfkissen, so wehrte es böse Geister und Alpträume ab. Die Pflanze vernichtete nicht nur die Zauberkraft der Hexen, sondern bewahrte auch vor der Beulenpest.

Seit der Zeit der alten Griechen und sogar früher wird *Rosmarin* als Symbol für Gedächtnis, glückliche Erinnerungen, Liebe und Treue angesehen. Hochzeitsgäste schmückten sich mit *Rosmarinzweigen,* während die Braut einen *Rosmarinkranz* trug.

Universitätsstudenten legten sich mitunter *Rosmaringirlanden* um vor einem schweren Examen, das ihr gesammeltes Gedächtnisvermögen erforderte.

Da die Pflanze für Erinnerung steht, wurde sie später mit Begräbnissen in Verbindung gebracht; die Trauernden warfen *Rosmarinzweige* in das offene Grab.

In der mittelalterlichen Volksmedizin versprach man sich von dem pulverisierten *Rosmarin,* das man in den ganzen Körper einrieb, eine Aufheiterung des Gemüts.

Safran, Deutscher oder **Wilder;** *Carthamus tinctorius*
Die auch *Färbersaflor* genannte Pflanze ist in Afghanistan heimisch, wird aber auch in anderen Ländern Europas und Amerikas angebaut.

Die amerikanischen Indianer benutzten den *Wilden Safran* zur Behandlung verschiedener Körperdisfunktionen, unter anderem auch, um den Regelfluß anzuregen.

Die Chinesen bereiten aus den Blumen einen Tee, den sie als Abtreib- und menstruationsförderndes Mittel trinken. Es soll ferner Hautquaddeln lindern, die durch Berührung mit toxischen Pflanzen wie dem Gift- und dem Lacksumach entstehen, und als schweißtreibendes Mittel wirken.

Pharmazeutisch sind die Blüten, Samen und die gesamte Pflanze zur Blütezeit nutzbar. Die Wurzeln sind eßbar.

Seneka-Schlangenwurzel; *Polygala senega*
Um einen Abgang einzuleiten, kochten die Frauen der Ottawa- und Ojibway-Indianer die Wurzel der *Seneka-Pflanze* und tranken die abgeseihte Flüssigkeit.

Die Pflanze erhielt ihren Namen dadurch, daß die Seneka-Indianer sie als Mittel gegen Schlangenbisse benutzten.

Im 18. Jahrhundert benutzten amerikanische Pioniere die Wurzel zur Behandlung von Asthma, Bronchitis und Lungenentzündung.

Silberfischchen – ein Insekten-Abführmittel
Das pulverisierte Insekt wurde von den asiatischen Volksstämmen zur Einleitung einer Fehlgeburt benutzt.

Skarabäus, Heiliger Pillendreher – ein Insekten-Abtreibmittel
Der *Skarabäus,* heiliger Käfer des alten Ägyptens, ist nichts anderes als ein Mistkäfer.

In Arabien wurde er pulverisiert und als Abtreibmittel sowie zur Behandlung ausbleibender Regelblutungen und einer schweren Geburt verwendet. Als Geburtshilfe kann er sowohl innerlich als auch äußerlich benutzt werden. Der Käfer findet auch in der allgemeinen Arzneikunde Verwendung.

Stechpalme, Chinesische; *Ilex cornuta*
In China wird der Tee aus den Blättern der immergrünen chinesischen Art der *Stechpalme* als sicheres Mittel zur Beendigung einer Schwangerschaft angesehen.

Aus der Rinde bereitet man ein tonisches Dekokt.

Viehbremse – ein Insekten-Abortivum
Die *Viehbremse* ist das lästige Insekt, das sich vom Blut der Pferde, Kühe und anderer Tiere ernährt. Das pulverisierte Insekt scheint eine Substanz zu enthalten, die es mit regelfördernden und abtreibenden Eigenschaften versieht.

Die *Viehbremse* wird in der modernen Medizin seltenst benutzt, scheint jedoch in der griechischen Mythologie eine gewichtige Rolle gespielt zu haben.

Der sexuell sehr muntere Zeus hatte sich in Io, die Tochter einer Erdenbewohnerin und Inakus, verliebt. Um nicht das Mißtrauen seiner eifersüchtigen Gattin Hera zu wecken, verwandelte er die Geliebte in ein weißes Kuhkalb.

Eines Tages bat die listige Hera ihren Gatten ganz beiläufig, ihr die schöne Kuh zu schenken. Um seine Liebe nicht zu verraten, gab er ihrem Wunsche nach.

Von da an wurde Io von der unerbittlichen Hera überwacht, die einer Viehbremse befahl, die Kuh zu belästigen. Io wurde von dem Stich der Viehbremse ganz toll und rannte blindlings die Küste entlang, bis sie zum Nil kam. Da kam ihr der verzweifelte Zeus endlich zur Hilfe und gab ihr die menschliche Gestalt zurück. Sie gebar im nachhinein Zeus den Sohn Epaphus und soll auch eine Ahnin des Herkules gewesen sein. Später benannte man das Ionische Meer nach ihr.

Wolfsmilch; *Euphorbia atoto, Euphorbia kakalensis*
Die Eingeborenen Neukaledoniens mischen zu arzneilichen Zwecken die Milch dieser beiden Pflanzen mit Meereswasser. Die Flüssigkeit kann in kleinen Dosierungen getrunken eine Menstruation auslösen, größere Dosen leiten einen Abgang ein. Mit der Milch beider Arten werden zum leichteren Fischfang die Fische betäubt.

Fruchtbarkeitsarzneien

Die Fruchtbarkeit – die Fähigkeit, zu zeugen, zu empfangen und Kinder zu gebären – war für den allgemeinen Lebenslauf schon immer von großer Bedeutung.

Daß der Reis ein universelles Fruchtbarkeitssymbol und es allerortens Sitte ist, über das frisch vermählte Hochzeitspaar Reis zu werfen, verdeutlicht die fortdauernde Bedeutung, die vergangene Zeiten der Fruchtbarkeit beimaßen.

Heute spricht man seltener von Fruchtbarkeit und Fertilität, doch für viele Menschen ist sie zumindest ein genauso wichtiger Faktor des alltäglichen Glücks wie er es im alten Griechenland, für die Sachsen Britanniens im 10. Jahrhundert oder für die Männer und Frauen der Cherokee-Indianerstämme gewesen war.

Verschiedene Pflanzen und Früchte tragen symbolisch Fertilitätscharakter. So wird zum Beispiel der Feigenbaum in Japan, China und Indien geheiligt, weil Gautama Buddha unter den Blättern eines Feigenbaumes ruhend die göttliche Erleuchtung erfuhr. Die alten Griechen und Römer verehrten ihn ebenfalls als heiligen Baum, da Dionysos, Gott des Weines und des Ackerbaus, ihn den Menschen geschenkt hatte. Während der Dionysos-Prozessionen, welche die Römer als Bacchus-Feste kannten, wurden Phallen und Feigen zusammen als Fruchtbarkeitssymbole zur Schau gestellt.

Bei den Griechen und Römern war der Weißdorn wegen seiner fertilitätsfördernden Eigenschaft bekannt. Die Pflanze, die mit Ehe und Kinderreichtum in Zusammenhang gebracht wurde, war Hymenäus, dem griechischen Hochzeitsgott (Hymen = Jungfernhäutchen) gewidmet und wurde während der Trauung als Symbol der Hoffnung getragen.

Für die Sarazenen war die Orange ein Fruchtbarkeitssymbol. Der Baum trägt gleichzeitig Blüten und Früchte. Die sarazenischen Bräute trugen am Hochzeitstag Orangenblütenkränze.

Die heimkehrenden Kreuzfahrer brachten zwar das Wissen um die Bedeutung der Orangenblüten bei der Hochzeit mit und verbreiteten es im Abendland, doch der Brauch konnte sich in Europa, wohl auch wegen der allzu hohen Kosten, die seltenen Blüten beizubringen, erst im 17. Jahrhundert einbürgern.

Im Mittelalter trugen kinderlose Frauen eine Alraunenwurzel als Talisman um den Hals. Reisende Scharlatane verkauften oft anstelle der Mandragora die billige und wirkungslose Zaunrübenwurzel, die allemal als Abführmittel dienen konnte.

Die moderne Medizin kann, falls die Frau als der »unfruchtbare« Partner identifiziert worden ist, durch Verabreichung von Hormonen, welche den Eisprung (Ovulation) fördern, die Empfängnischancen erhöhen. Doch kommt es bei dieser Methode häufig zu Mehrlingsgeburten. Künstliche Befruchtung im Falle einer Anomalie der weiblichen Geschlechtsorgane oder selbst die sogenannte »Retorten-Zeugung« führen heute oft zur gewünschten Schwangerschaft.

Aprikose, Chinesische; *Prunus armeniaca*

Die Blüten des *Chinesischen Aprikosenbaumes* sind bei weiblicher Sterilität verschrieben worden.

Die Kerne der Frucht sind beruhigend, spasmolytisch oder krampflösend und hustenreizmildernd. Man muß sie sehr vorsichtig gebrauchen, da sie leicht giftig sind.

Blutegel, Echter, Deutscher – ein Fruchtbarkeits- und Abtreibmittel

Seit biblischen Zeiten werden getrocknete *Wasser- oder Landegel* zur Behandlung von Sterilität und Amenorrhöe, als abtreibendes- und diuretisches Mittel benutzt.

Sie enthalten Hirudin, ein Antikoagulans, d. h. Mittel, welches die Blutgerinnung hemmt und mitunter zur Behandlung von Dysmenorrhöe mit Blutgerinnselgefahr benutzt wird.

Themison von Laodicea soll zur Zeit der alten Römer als erster Blutegel zur Behandlung von Blutandrang benutzt haben.

Bis 1929 wurden die *Blutegel* in den *Pharmakopöen* Frankreichs, Deutschlands, Italiens, der Schweiz und Japans sowie anderer Länder gelistet. Man verwendete sie hauptsächlich zum Ader- oder Blutlaß bei Blutkongestion. Rippenfell- und Blinddarmentzündung oder Herzbeschwerden sowie eine ganze

Anzahl anderer Leiden wurden durch Anlegen der *Egel* behandelt.

Boymia; *Boymia rutaecarpa*
Die Früchte dieses kleinen Strauches oder Baumes werden in China zu verschiedenen medizinischen Zwecken benutzt. Sie sollen vor allem bei männlicher und weiblicher Sterilität indiziert sein.

Die Frucht kann auch als anregendes, magenstärkendes, adstringierendes und entstopfendes Mittel benutzt werden. Die Wurzel und Baumrinde diente zur Behandlung von Rheumatismen.

Conioselinum; *Conioselinum univittatum*
Conioselinum ist eine Pflanze Japans und Chinas. Sie ähnelt der europäischen Engelwurz *(Angelica).*

Wurzel und Blätter dieser Pflanze werden von der lokalen Volksmedizin zur Behandlung von Sterilität, Menorrhagie und mangelnder Ausstoßung der Nachgeburt benutzt.

Die Wurzel hilft auch bei Erkältungen, Kopfschmerzen, Zahnleiden und allgemeinen Körperschmerzen.

Cryptotaenia; *Cryptotaenia canadensis*
Diese Pflanze wächst in Nordamerika und im Morgenland – wo sie wegen ihrer heilenden Eigenschaften bei Menstruations- und Geburtsschmerzen hochgeschätzt wird.

Die Wurzel wird chinesischen Frauen, die sich eine Schwangerschaft wünschen, verschrieben. Die Pflanze hat auch anderweitig große medizinische Bedeutung.

Flor del Tigre; *Tigridia pavonia*
In Mexiko wird die Knolle, die man dort auch *cacomita* und *oceloxochitl* nennt, als Fruchtbarkeitsmittel geschätzt.

Guaco; *Mikania amara*
Mexikanische Landbewohnerinnen werden mitunter ein *Guaco*-Getränk zu sich nehmen, um eine Empfängnis zu er-

leichtern. Die Wurzel wird abgekratzt und zerstampft und dann in Wasser abgekocht.

Die *Guaco-Wurzel* dient auch als menstruationsförderndes Mittel.

Kopffüßerknorpel

Die pulverisierte Knorpel des *Kopffüßers* oder *Gemeinen Tintenfischs* wurde erfolgreich bei Amenorrhöe und Menorrhöe, zur Steigerung der Fruchtbarkeit sowie bei verschiedenen vaginalen Problemen und Leiden eingesetzt. Wenn die pulverisierten Knorpel des *Gemeinen Tintenfisches* über längere Zeit eingenommen werden, sollen sie sogar die Spermienzahl erhöhen.

Die pulverisierten Knorpel werden medizinisch auch anderweitig genutzt. Der griechische Arzt Galen (2. Jahrhundert n. Chr.) und Dioskurides (1. Jahrhundert n. Chr.) benutzten Tintenfischknorpel gegen Augenleiden.

Lupinie; *Lupinus brevicaulis*

Ein Infus aus *Lupinien,* das mehrmals täglich vier oder mehr Tage vor der Empfängnis getrunken wird, wurde von den Indianerstämmen des Südwestens der Vereinigten Staaten als Fruchtbarkeitsmittel benutzt.

Mistel; *Viscum album*

Die *Mistel* ist eine halbschmarotzende Pflanze, die auf verschiedenen europäischen Baumarten wächst. Bei uns ist die *Mistel* heilig. Da sie selten auf Eichen wuchs, wurden jene, die es taten, als sehr wertvoll und heilig geschätzt. Ihre Ehrfurcht zeigten die Druiden dadurch, daß sie die Zweige der *Eichen-Mistel* mit einem goldenen Messer abschnitten.

Sie benutzten die Blätter und jungen Zweige in ihren Fruchtbarkeitsriten und medizinisch zur Behandlung der Sterilität.

Einer noch immer lebendigen Legende Britanniens zufolge war das Kreuz Christi aus Mistelzweigen geschaffen worden; deswegen verlor die Pflanze ihren Vorrang in der Pflanzenwelt und wurde zu einem Schmarotzer erniedrigt.

Moschuskürbis; *Cucurbita moschata*
Einige Kürbisarten sollen angeblich eine Empfängnis erleichtern. Dazu gehört der Fan-Kua aus China, *Cucurbita moschata* in der wissenschaftlichen Sprache.

Pharmazeutisch ist diese Kürbisart von geringem Nutzen, obwohl das Kürbisfleisch dem Magen-Darmtrakt zugute kommen soll.

Nelke; *Caryophyllus aromaticus*
Die *chinesische Nelkenwurz* ist der europäischen sehr ähnlich. Man hat sie zur Behandlung von Sterilität, Darmbeschwerden und anderen Leiden verschrieben.

Pedicularis; *Pedicularis resupinata*
Man sammelt und trocknet das chinesische Kraut zu medizinischen Zwecken. Es wird zur Behandlung von Sterilität, rheumatischen Beschwerden und Fieber benutzt.

Satavar
Satavar ist eine indische Kletterpflanze, die den Samenerguß des Mannes erhöhen und gewisse Leiden männlicher und weiblicher Genitalien heilen soll.

Um das Medikament genießbarer zu machen, kann man das Pulver der Pflanze mit Honig und Milch mischen.

Schnellkäfer
In Asien wurde der pulverisierte *Schnellkäfer* zur Behandlung von Sterilität und als allgemeines Stimulans benutzt.

Vielblütiger Knöterich; *Polygonum multiflorum*
Die Chinesen behaupten, daß die fünfzigjährige Wurzel des *Vielblütigen Knöterichs* die Haare und den Schnurrbart eines Mannes jung und schwarz erhält.

Die *Hügelbruder* genannte hundertjährige Wurzel muß ein Jahr lang eingenommen werden, um ein frohes Gemüt zu erhalten.

Mit hundertundfünfzig Jahren wird die Wurzel zum *Hügel-*

onkel. Nach einjähriger Einnahme werden alte Zähne herausfallen und von neu herauswachsenden ersetzt.

Als Hundertjährige wird die Wurzel *Hügelvater* genannt und kann, nach einjähriger Einnahme, »das Gesicht verjüngen und einen stolzen Gang zurückgeben«.

Nach dreihundert Jahren ist die Wurzel der *Berggeist*. Bis dann soll sie ätherische Qualitäten entwickelt haben, welche dem Einnehmenden beinahe Unsterblichkeit verleihen können.

Ist die Wurzel noch nicht fünfzig Jahre alt, so vermag sie die Fruchtbarkeit zu steigern und Beschwerden nach der Geburt zu lindern. Man benutzt sie auch bei Erkältungen und anderen körperlichen Disfunktionen.

Vlieskraut, Chinesisches

Die Knollenwurzel dieser chinesischen Heilpflanze soll die Fruchtbarkeit und die Spermatogenese steigern. Sie dient auch zur Stärkung des Fortpflanzungssystems, als nerven-, leber-, nieren- und muskelstärkendes Medikament.

Die abgekochte Wurzel ist kein schnellwirkendes Mittel; man wird den Absud über längere Zeit zwei- bis dreimal täglich trinken müssen, um eine Wirkung zu spüren.

Wasserwegerich; *Alisma plantago*

Die Wurzel und die Blätter des *Wasserwegerich* wurden benutzt, um eine Empfängnis zu erleichtern und um das weibliche Fortpflanzungssystem zu stimulieren.

Die orientalische Medizin sah in der Langzeiteinnahme des *Wasserwegerichs* eine Möglichkeit, das Leben zu verlängern und die Sinne zu schärfen und zu intensivieren.

Wegerich, Großer; *Plantago major*

Zur Vermehrung der Spermien und Steigerung der Fruchtbarkeit benutzen die Chinesen den *Großen Wegerich*.

Die Pflanze enthält viel Schleimstoff und wird deswegen mitunter als expektorierendes Mittel gegen hartnäckigen Husten benutzt.

Der Chinesische Wegerich hat eine den europäischen Arten beinahe identische Wirkung.

Weizen, Chinesischer; *Triticum vulgare*
Der *Chinesische Weizen* soll die weibliche Fruchtbarkeit erhöhen. Man schätzt seine harntreibenden, magenberuhigenden und blutstillenden Eigenschaften.

Zwiebel; *Allium cepa*
Die Männer verschiedener nordamerikanischer Indianerstämme glaubten, daß die Samen der *Zwiebel* die Spermienzahl erhöhen könnten.

Man benutzte dieses Medikament auch in asiatischen Ländern.

Anaphrodisiaka

Anaphrodisiaka, das heißt den Geschlechtstrieb dämpfende Mittel, neigen dazu, den Puls zu drosseln und die Durchblutung der Arterien und Venen zu unterbinden. Sie senken die Körpertemperatur, erzeugen ein Kältegefühl sowie das Empfinden großer Ruhe. Diese sexuellen Dämpfer verringern den Sauerstoffaustausch und verlangsamen die Atmung.

Extreme Schlaflosigkeit, körperliche Überanstrengung sowie falsche Ernährung können zusammen oder einzeln auch als Anaphrodisiaka wirken. Anhaltende Sorgen und ständiger Streß können sich zum ungewollten Anaphrodisiakum entpuppen, das männliche Impotenz zur Folge hat und folglich den Betroffenen noch mehr belastet.

Impotenz ist kein weibliches Symptom. Doch körperliche sowie geistige Erschöpfung kann bei beiden Partnern Enttäuschung auslösen, selbst wenn der Sexualakt vollzogen wird. Frauen können in solchen Fällen auf das uralte Mittel »vorgetäuschter Höhepunkte« zurückgreifen, Männern ist dies nicht möglich.

Im klinischen Sinne setzen Sorgen und Überbeanspruchung negative chemische Reaktionen in Gang. In Notfallsituationen schüttet das Nebennierenmark Adrenalin in die Blutbahnen aus und erhöht dadurch den Bereitschaftszustand, der für gezieltes Handeln in Alarmzuständen nötig ist. Eine übersteigerte Aktivierung der Nebennierenrinde führt jedoch zu Angstzuständen, Erschöpfung, Schwindelgefühlen, Gereiztheit und manchmal sogar zu geistiger Verwirrung. Bei Männern kann dieser »Dauerstreß« mit einer zeitweiligen Impotenz einhergehen; bei Frauen äußert er sich mitunter als Frigidität. Die Ursachen der sich häufenden Scheidungen sind vielfältiger Natur, doch eine anhaltende sexuelle Mißstimmung oder das Fehlen sexueller Intimität zerrüttet so manche Ehe. Sollten diese und ähnliche Probleme in Ihrer Beziehung auftauchen, so würde ich Ihnen raten, eine von Psychologen und Psychiatern erprobte Methode anzuwenden. Schreiben Sie sich all jene Situationen, Gedanken oder Geschehnisse auf, die Ihre zerstörerischen Angstgefühle provozieren. Lesen Sie diese Liste mehrmals aufmerksam durch und überlegen Sie sich, wie Sie die einzelne Situation bessern können. Falls Sie nichts daran ändern können, ist es ratsam, sich nicht darüber aufzuregen, denn die Theorie will, daß es keinen Sinn hat, über Dinge zu grübeln oder sich um Situationen Sorgen zu machen, die sowieso nicht geändert werden können. Diese Methode ist zwar nicht unfehlbar, doch sie wird zumindest den Zustand übermäßiger Spannung deutlicher vor Augen führen und somit eine Entspannung vorbereiten.

Es gibt eine ganze Anzahl von Pflanzen und Substanzen, die das erotische Verlangen herabsetzen. Eines der besten und wirksamsten Anaphrodisiaka ist das Nikotin, das die Raucher mit jeder Zigarette einamten. Obwohl Zigaretten- und Pfeifenrauchen selten zu Nikotinvergiftungen führt (womöglich wegen der verschiedenen chemischen Substanzen im kommerziellen Tabak), kann es bei langzeitigem Kettenrauchen durchaus zu einer Minderung der Sexualität kommen. Nach Reduzierung des Tabakkonsums oder Entwöhnung wird die Libido jedoch wieder genauso stark sein wie früher.

Kaffee kann auch als mildes, sexuell dämpfendes Mittel wirken, obwohl die Folgen nicht gar so bemerkbar sind wie beim Tabak und es sogar Kaffeetrinker gibt, die diesen Effekt überhaupt nicht an sich beobachten.

Tee fällt unter dieselbe Kategorie wie Kaffee, doch wird auch dieses Getränk nicht auf jeden dämpfend wirken.

Es gibt bestimmt nicht viele Menschen, die gezielt ihre sexuellen Bedürfnisse reduzieren wollen. Meist sind es an Erotomanie oder Hyperaphrodisie leidende Männer oder nymphomanische Frauen, die wegen ihres exzessiven Lustbedürfnisses unter Erschöpfungszuständen leiden und somit einen medizinischen Befund vorweisen, der es wünschenswert erscheinen läßt, die Libido zu dämpfen. Ein anderer Grund könnte die Behandlung von Triebtätern sein, die wegen ihres unkontrollierten Sexualbedürfnisses kriminell werden.

Falls Sie weder Ihre Sinnlichkeit drosseln noch Ihr Sexualbedürfnis verringern wollen, sollten Sie folgende Substanzen vermeiden:

Weidenkätzchen
Kampfer
Kirschlorbeer
Chicorée
Gurken
(exzessiver Genuß)
Wasserschierling
Salpeter
Tamariske
Baldrian (große Dosis oder langzeitige Einnahme)
Seerose
Lattich
Weidenzweige
Geißblatt oder Heckenlilie

Helmbohne; *Dolichos umbellatus*
Dolichos ist eine in China angebaute Bohnenpflanze, die angeblich eine anaphrodisische Wirkung ausüben soll – indem sie »die Leidenschaften unterjocht«.

Sie soll auch für Nieren und Magen förderlich sein und das Leben über die Maßen verlängern können.

Helmkraut; *Scutellaria laterifolia*
Dieses nordamerikanische Kraut wird als Anaphrodisiakum benutzt. Es ist eigentlich ein nervenberuhigendes und krampflösendes Mittel.

Ein Infus kann man aus 30 g des kleingeschnittenen Krautes

auf einen halben Liter kochendes Wasser bereiten. Dies läßt man fünfzehn Minuten ziehen. Davon nimmt man nach Belieben eine Teetasse voll.

Scutellaria galericulata und *Scutellaria integrifolia,* die man *Westliches Helmkraut* bzw. *Europäisches Helmkraut* nennt, haben ähnliche pharmazeutische Eigenschaften.

Hopfen; *Humulus lupulus*

Der *Hopfen* ist eine europäische Schlingpflanze. Nach ihrer Einführung in Australien, den Vereinigten Staaten und Südamerika wurde sie auch in diesen Ländern immer zahlreicher angebaut.

Die dunkelgelbe Droge, das *Lupulin,* ist in den Zapfenfrüchten der weiblichen Blütenstände enthalten. Diese Substanz dämpft den Geschlechtstrieb und verzögert den Samenerguß.

Das Pulver aus den Zapfenfrüchten besitzt nervenberuhigende und schlafinduzierende Eigenschaften. *Hopfentee* wurde von Frauen mit beschränktem Sexualinteresse getrunken. Denn der *Hopfen* enthält geringe Mengen des weiblichen Sexualhormons Östrogen. Dies könnte die dämpfende Wirkung auf die Libido des Mannes und euphorisierenden Effekt auf die Frau erklären.

Die Minimaldosis ist ein Teelöffel des Pulvers auf eine Tasse heißes Wasser. Das Pulver erhält man, indem man die getrockneten Fruchtzapfen in einem verschlossenen Glasbehälter schüttelt. Das Lupulin setzt sich dann meist am Boden ab.

Der *Hopfen* hat eine leicht hypnotische, tonische und harntreibende Wirkung. Man hat ihn auch zur Behandlung allgemeiner Erschöpfungszustände, Verdauungsstörungen und Nervosität benutzt.

Nikotin; *Nicotiana tabacum*

Nikotin, wie immer man es auch zu sich nehmen mag, wirkt als dämpfendes Mittel: es bewirkt einen Rückgang des sexuellen Interesses, der sinnlichen Empfindungen und der Liebeslust.

Der Verlust des Geschlechtstriebes geschieht nicht über Nacht; er stellt sich langsam ein.

Ocietal (Mexikanischer Tabak); *Nicotiana rustica*
Alle Tabakarten – auch die in Mexiko angebaute *Nicotiana rustica* – kann als Anaphrodisiakum benutzt werden.

Viele Kettenraucher haben keine Ahnung, worauf ihre nachlassende Liebesfähigkeit zurückzuführen ist.

Salbei; *Salvia officinalis*
Der *Salbeitee* soll ein hervorragendes Anaphrodisiakum sein. Man benutzt *Salbei* auch gegen Spermatorrhöe.

Die Flüssigkeit kann bei Magenleiden lindernd und überhaupt beruhigend wirken.

Scopolia; *Scopola carniolica*
Das pulverisierte *Rhizom* der *Scopolia*, das beruhigende Eigenschaften besitzt, kann übertriebene Aphrodisie vermindern.

Das Rhizom enthält Alkaloide, die jenen der Nachtschattenwurzeln ähnlich sind.

Zeichenwurz; *Arisaema triphyllum*
Die Hopi-Indianer des Südwestens Arizonas benutzten die *Zeichenwurz*, um zeitweilige oder endgültige Sterilität herbeizuführen. Im allgemeinen bestimmte die Dosierung den Effekt, sicher war, daß man damit den Geschlechtstrieb zu hemmen vermochte.

Um eine zeitweilige Empfängnisverhütung zu erzielen, nahm man einen Teelöffel der pulverisierten *Zeichenwurz* mit etwas kaltem Wasser ein. Zwei Teelöffel eines heißen Infus aus den Wurzeln sollten jenen, der sie einnahm, für immer sterilisieren.

Menstruationsmedikamente

Der körperliche Vorgang menschlicher Fortpflanzung erfordert die periodische Ausscheidung des Endometriums, d. h. der Gebärmutterschleimhaut, nachdem ein reifes Ei zu einem zyklisch vorbestimmten Zeitpunkt nicht befruchtet worden ist. Insofern dieses periodische Ereignis nicht immer ohne Schwierigkeiten abläuft oder nicht immer von alleine eintritt, war es wohl schon vor zehntausend Jahren wie auch heute manchmal nötig, dem Prozeß nachzuhelfen.

Zu Beginn der Geschichte der Menschheit müssen einige unserer Urahninnen so lange von Menstruationsbeschwerden gepeinigt worden sein, bis sie bereit waren, jede nahestehende Pflanze und jedes Kräutlein auszuprobieren, um die Schmerzen zu lindern. Und so probierten sie wohl erfolgreich oder weniger erfolgreich herum, bis sie, oft ohne den wahren funktionellen Zusammenhang einzusehen, in ihren jeweiligen Lebensbereichen jene Pflanzen gefunden hatten, die diese Beschwerden zu lindern vermochten.

Die Menstruation kann bei der Frau auf drei verschiedene Arten und Weisen gestört sein: sie kann unter Amenorrhöe, einer völligen Abwesenheit der Menstruation, leiden; sie kann Dysmenorrhöe, d. h, eine gestörte, unregelmäßige oder schmerzhafte Menstruation haben, oder aber sie beschwert sich über Menorrhagie, die enorm verlängerte oder allzu starke Blutung in einem sonst normalen Zyklus.

Ich möchte einige Pflanzen und Mittel aufführen, die von Frauen verschiedenster Nationalitäten und zu verschiedenen Zeiten benutzt wurden, um diese drei Unregelmäßigkeiten zu bekämpfen.

Acker-Alant; *Inula conyza*

Diese Pflanze war einst in England als menstruationsförderndes Mittel beliebt, wird aber heutzutage kaum noch medizinisch verwendet.

Man bereitete ein Dekokt aus der ganzen Pflanze, um innere Wunden, Brüche oder Risse sowie Atembeschwerden zu heilen. Äußerlich wendete man das Dekokt bei Wunden, Prellungen und bei Krätze an.

Wegen seiner starken insektiziden Eigenschaften nennt man ihn außerdem *Großes Flohkraut.*

Ackergünsel, Gelber oder **Feldzypresse;** *Ajuga chamaepitys*

Der *Gelbe Günsel* ist in Europa heimisch. Ein Infus von den Blättern wird in der Kräuterheilkunde gegen Frauenleiden vor allem als regelförderndes Mittel benutzt. Man hat es außerdem erfolgreich gegen Gicht und Rheumatismus eingesetzt.

Die gewöhnliche Dosierung bei der Bereitung des Infus ist 30 g der Blätter auf einen halben Liter kochendes Wasser; man läßt dies zwanzig Minuten lang ziehen. Die normale Dosis ist ein Teelöffel der abgeseihten Flüssigkeit.

Acker-Schachtelhalm; *Equisetum arvense*
Der *Acker-Schachtelhalm* ist in den nördlichen und temperierten Zonen der Welt heimisch.

Ein Dekokt von dem Stengel der Pflanze hat sich bei Menstruationsunregelmäßigkeiten und als regelförderndes Mittel erwiesen. Man schreibt dem *Acker-Schachtelhalm* leicht beruhigende Wirkung zu. Man benutzte es, um Nierenbeckenentzündungen, Wassersucht und Verdauungsstörungen zu behandeln.

Ako-Koko; *Euphorbia multiformis*
Die Knospen und Blätter dieser niedrigen *Euphorbia* wurde von den alten Haitianern gegen Erkrankungen des weiblichen Fortpflanzungssystems benutzt.

Die Pflanze nimmt eine hervorragende Stelle in dem hawaiianischen Kräuterzauber ein – als Instrument, um den Körper gegen allgemeine Erschöpfungszustände zu stärken.

Alge, Chinesische; *Laminaria saccharina*
Diese Alge wird in der chinesischen Medizin benutzt und gegen Menstruationsunregelmäßigkeiten verschrieben.

Allermannsharnisch (Barbarawurzel); *Allium victorialis*
Diese nordchinesische Pflanze wächst aus einer Zwiebel, die dem Knoblauch sehr ähnelt, und hat lauchähnliche Blätter. Man benutzt sie in Fällen zu starker Menstruationsblutungen.

Alligatorenschuppen
In China benutzt man *Alligatorenschuppen* zusammen mit Szechuanlack, um übermäßig starke Regelblutungen, weibliche Unterleibsschmerzen, Beulen und Wunden zu heilen.

Dieses Kombinationspräparat soll ferner gegen Hexenschuß und Rheumatismus sowie andere allgemeine Beschwerden erfolgreich eingesetzt werden.

Aloe; *Aloe vera, Aloe perryi, Aloe ferox*
Die Gattung der *Aloe,* die den Wirkstoff Aloin enthaltenden Sukkulenten, umfaßt Arten, die in Westindien, Ostafrika, Südafrika und auf Hawaii heimisch sind.

Diese innen hohle Pflanze enthält einen grünlichen Saft, der als menstruationsförderndes Mittel benutzt werden kann. Innerlich genommen wirkt er gegen Magengeschwüre, Darmträgheit und -schwäche sowie andere Magenleiden.

Aloe vera wächst auf Hawaii und in Westindien, die *Aloe perryi* auf der Insel Sokrota, weswegen sie auch Sokrota-Aloe genannt wird, und die *Aloe ferox* oder *Kap-Aloe* stammt aus Südafrika. Auf Hawaii benutzt man die *Aloe vera* zur Behandlung von kleinen Hautschürfungen und Wunden.

Apfelbaumrinde; *Pyrus malus*
Der Tee aus der *Apfelbaumrinde* wurde als Mittel gegen das Ausbleiben der Regelblutung (Amenorrhöe) benutzt.

Man trinkt den Tee noch gelegentlich, um die Verdauung anzuregen oder Übelkeit zu bekämpfen – ganz allgemein um Magenbeschwerden zu lindern.

Die Rinde des Apfelbaumes enthält Phloridizin; die Apfelkerne Amygdalin.

Baumwürger, Kletternder; *Celastrus scandens*
Der orangenfrüchtige *Kletternde Baumwürger* wächst von Neuengland bis hinunter zu dem Appalachengebirge und den südlichsten Staaten und so westlich wie Oklahoma.

Diese nordamerikanische Pflanze wurde zur Behandlung von Hysterie sowie wegen ihrer harn- und schweißtreibenden Eigenschaften benutzt. Die zur Salbe verarbeitete Wurzelrinde hat sich besonders bei Geschwüren, Hautkrebs und Verbrennungen bewährt.

Beifuß, Gemeiner; *Artemisia vulgaris*
Der *Gemeine Beifuß* hat regelfördernde Eigenschaften.

Man läßt 30 g der Pflanze, am besten Blätter und Blüten, zwanzig Minuten in einem halben Liter kochendheißem Wasser ziehen. Von dem abgeseihten Auszug nimmt man bis zu dreimal täglich ein Glas. Um optimale Ergebnisse zu erreichen, sollte man das Infus schon einige Tage vor dem Menstruationstermin trinken.

Um die Wirkung des *Gemeinen Beifußes* zu verstärken, kann man es zusammen mit Eberraute und Flohkraut nehmen.

Im Mittelalter betrachtete man den *Gemeinen Beifuß* als Zauberpflanze. Die beliebig im Haus aufgehängten Zweige sollten böse Hexen und selbst den Teufel bannen.

Der *Gemeine Beifuß* diente im Mittelalter auch den Reisenden als Zaubermittel, welches sie vor unglückseligen Umständen und dämonischen Geistern bewahrte. Dieses Schild gegen das Böse schützte den Reisenden außerdem vor Erschöpfung und Sonnenstich. Eine mittelalterliche Legende will, daß Johannes der Täufer einen Gürtel aus Beifußkraut um die Lenden trug, um sich während seiner Wüstenwanderungen vor Unheil zu schützen.

Zur Zeit des Dioskurides, des berühmtesten Pharmakologen des Altertums, benutzte man den *Gemeinen Beifuß* als Insektenschutz.

Beifuß, Nordamerikanischer; *Artemisia tridentata*
Um die Menstruation herbeizuführen, legte man den Frauen nordamerikanischer Indianerstämme einen Breiumschlag aus *Beifuß* auf den Unterleib. An dem Ort, wo eine Frau ein Kind entbunden hatte, verbrannte man die Zweige des Beifußes, um die Luft zu reinigen.

Mit einem Tee aus den Blättern dieser Pflanze behandelte man Kopfschmerzen, Halsentzündungen, Übelkeit und Magenbeschwerden. Die gekochten Blätter benutzte man oft zur Wundbehandlung.

Benediktendistel; *Carbenia benedicta*
Man hat diese im Mittelmeerraum heimische Pflanze benutzt, um Regelstörungen zu behandeln. Sie wirkt auch heilend bei

Appetitlosigkeit, Verdauungsschwäche und bei Wechselfieber.

Die gewöhnliche Vorbereitung besteht aus 30 g des zerkleinerten Krautes auf einen halben Liter kochendes Wasser; dies läßt man zwanzig Minuten ziehen. Die normale Dosierung beträgt dreimal täglich ein Glas der abgeseihten Flüssigkeit.

Benzolstrauch, Falscher; *Benzoin aestivale*
Die Indianer und frühen Siedler Nordamerikas benutzten den *Falschen Benzolstrauch* vielfach als Arzneipflanze.

Die Frauen der Rappahannock verwendeten ein Rindendekokt gegen Menstruationskrämpfe; das Harz wurde als stimulierendes und harntreibendes Mittel und das Öl als Medikament genutzt, das man gegen rheumatische Schmerzen in den Körper einreiben konnte.

Braunwurz; *Scrophularia marilandica*
Entweder die Wurzel oder die gesamte Pflanze kann den Regelfluß steigern.

Im 19. Jahrhundert gab man nervösen und an Schlaflosigkeit leidenden Schwangeren ein Infus aus der frischen, in Wasser angesetzten Wurzel zu trinken.

Brennessel; *Urtica dioica*
Blätter, Blüten und Samen der *Brennessel* wirken menstruationsfördernd.

Ein Infus, das aus 30 g des geschnittenen Krauts oder seiner Teile auf einen halben Liter Wasser bereitet wird und das man zwanzig Minuten ziehen läßt, hilft bei Nierenbeschwerden, Erkältungen und Grippe. Von diesem Infus trinkt man drei- bis viermal täglich ein Glas.

Commelyna; *Commelyna rumphii*
Die *Commelyna* besitzt in der indischen Kräuterheilkunde den Ruf eines hervorragenden menstruationsfördernden Mittels.

Cyperus; *Cyperus iria*
Die Knolle dieser in Japan und China heimischen Pflanze aus der Familie der Rietgräser wurde als menstruationsförderndes,

milchtreibendes Mittel, das außerdem bei Beschwerden nach der Entbindung half, verwendet.

Die Sprossen und Blüten des *Cyperus* wirken tonisch und beruhigend auf das Nervensystem.

Daphnidium; *Daphnidium myrrha*
In China und Japan benutzte man die getrocknete Wurzel von *Daphnidium myrrha* als Mittel gegen starke Regelblutungen (Menorrhagie).

Die Blattknospen liefern einen erfrischenden und stärkenden Tee. Die Samen wirken harntreibend.

Eibisch; *Hibiscus syriacus*
Die Rinde und Wurzel des *Syrischen Eibisch* wird in der chinesischen Medizin als Mittel gegen Menstruationsunregelmäßigkeiten verwendet.

Die Blüten wirken harntreibend und lindern Magenverstimmungen. Die Samen werden bei Erkältungen und Kopfschmerzen genommen.

Eiche; *Quercus serrata*
Die pulverisierte und ausgekochte *Eichel* dieser chinesischen Eichen-Art wird als Mittel gegen zu starke Regelblutungen benutzt.

Einbeere (Geburtswurzel); *Trillium pendulum*
Das Rhizom dieser nordamerikanischen Pflanze stillt übermäßige Regelblutungen.

Bei den amerikanischen Indianern war die *Einbeere* unter verschiedenen Namen bekannt, die übersetzt alle *»Geburtswurzel«* bedeuteten.

Die Wurzel kann bei inneren Blutungen und Lungenbeschwerden helfen und als allgemein adstringierendes Mittel für die Gebärmutter wirken. Das Rhizom lindert und unterdrückt den Hustenreiz.

Ein Infus bereitet man mit einem Teelöffel des pulverisierten Rhizoms, das man zehn Minuten lang in einem halben Liter kochenden Wassers ziehen läßt. Will man das pulverisierte

Rhizom/Wurzel in Kapseln einnehmen, so langt eine Dosis von 60–120 mg, der Inhalt von ein bis zwei Gelatinekapseln.

Engelwurz, Chinesische; *Angelica anomala var. chinensis*
Die *Engelwurz* wird seit alters her bei menstruellen Problemen und Gebärmutterbeschwerden eingesetzt.

Engelwurz, Purpur-; *Angelica atropurpurea*
Die Wurzel der *Purpur-Angelika* stimuliert den Regelfluß. Sie macht sich auch bei der Behandlung von Gicht, Rheumatismus und Bronchitis verdient.

Euphorbie; *Euphorbia humifusa*
In der chinesischen Medizin wird die ganze Pflanze zur Behandlung von starken Monatsblutungen, anderen Blutungen und nässenden Hautentzündungen und Wunden verwendet.

Faselbohne; *Dolichos lablab*
In der chinesischen Medizin wird die weiße Faselbohne als Darmtonikum betrachtet. Angeblich soll die Einnahme der Samen über einen längeren Zeitraum verhindern, daß die Haare grau werden.

Die Blüten werden bei starker Menstruation gegeben und sollen dieselbe arzneiliche Wirkung besitzen wie die Bohnen. Die Ranke und die Blätter werden für andere Zwecke verwendet.

Feige, Indische; *Ficus glomerata*
Dieser Feigenbaum ist in Indien, aber auch in Australien heimisch.

Eine Dosis von 1,5 g der pulverisierten Früchte und Blätter wirkt erfolgreich gegen starke Regelblutungen.

Wenn man die Wurzel des Baumes anschneidet, rinnt ein Saft heraus, den man in Schalen auffängt und einige Tage hintereinander als Tonikum einnimmt.

Flachs, Neuseeländischer; *Phormium tenax*
Die Maori-Frauen trinken ein Dekokt aus der Wurzel des *Neuseeländischen Flachses,* wenn ihre Regel ausbleibt.

Das Dekokt wirkt auch bei Magenbeschwerden und als Kräftigungsmittel anstelle der Sarsaparille.

Forsythie; *Forsythia supsensa*
In der chinesischen Kräuterheilkunde hat man oft die Kammer der Fruchtkapsel dieser strauchartigen Pflanze als menstruationsförderndes und harntreibendes Mittel benutzt.

Die Wurzel soll, wenn man sie über längere Zeit regelmäßig einnimmt, dem Körper Kraft und Vitalität verleihen. Man benutzt sie auch bei der Behandlung von Erkältungen und Gelbsucht.

Frauenmantel; *Alchemilla vulgaris*
Der *Frauenmantel* besitzt adstringierende und blutstillende Eigenschaften, weswegen man ihn, die ganze Pflanze, zur Behandlung äußerst starker Monatsblutungen benutzen kann.

Zu diesem Zwecke nimmt man gewöhnlich eine Tasse des Auszuges, welcher aus 30 g der getrockneten und kleingeschnittenen Pflanze besteht, die man zwanzig Minuten lang in einem halben Liter kochenden Wassers hat ziehen lassen.

In der Vergangenheit war das Infus in Europa äußerst beliebt als Wundspülung. Man nahm es gleichzeitig innerlich und äußerlich, um den Heilungsprozeß zu beschleunigen.

Fuchsschwanz, Glatter; *Amaranthus hybridus*
Die Blätter dieser amerikanischen Pflanze, die man auch *Grüner Amarant* nennt, wurden zur Behandlung übermäßig starker Menstruationen und intestinaler Blutungen verwendet.

Fuchsschwanz; *Amaranthus retroflexus*
Die Blätter des *Fuchsschwanzes,* der in den Vereinigten Staaten heimisch ist, können allzu starke Regelblutungen als auch innere Blutungen stillen.

Wegen ihres hohen Saponingehalts kann man die Blätter als Seifenersatz gebrauchen.

Gänsefuß (Wurmkraut); *Chenopodium ambrosioides*
Der in Nordamerika heimische und nunmehr in der ganzen Welt verbreitete *Gänsefuß* wird zur Regulierung des weiblichen

Monatsflußes benutzt. Die Früchte enthalten Chenopodium-Öl, in dem man die Wirkstoffe der Pflanze findet, die ihr eine leicht narkotische Eigenschaft verleihen. *Gänsefuß* diente zur Linderung der Schmerzen nach der Entbindung und von nervösen Zuständen.

Gänsefuß, Stinkender; *Chenopodium olidum*
Von dieser europäischen Pflanze benutzt man alle Teile als menstruationsförderndes und nervenstärkendes sowie -beruhigendes Mittel.

In der traditionellen Kräuterheilkunde versprach man sich von dem *Stinkenden Gänsefuß* vor allem eine Heilung weiblicher Hysterie.

Gartenraute; *Ruta graveolens*
Man kann die gesamte Pflanze als regelförderndes Mittel gebrauchen oder ihre stimulierenden und krampflösenden Eigenschaften einsetzen.

Eine normale Dosis der pulverisierten *Gartenraute* wären 1–2 g.

Vorsicht! Bei der Behandlung ausbleibender Regelblutungen sollte man wegen des nachteiligen Nebeneffektes auf das Nervensystem von einer höheren Dosierung absehen.

Im Mittelalter galt die *Gartenraute* als Zauberkraut, das Hexen abwehrte; außerdem versprach man sich von ihm das Geschenk des »zweiten Gesichts« oder der hellseherischen Kraft. Plinius (ca. 23/24–79 v. Chr.), der eine 37bändige Enzyklopädie der Naturgeschichte hinterließ, berichtet, daß Graveure, Bildhauer und Maler regelmäßig die *Gartenraute* verzehrten, um ihre Sicht zu bessern.

In früheren Zeiten symbolisierte die *Gartenraute* Leid und Reue: Der Gattungsname, der aus dem Griechischen stammt, bedeutet Reue.

Gelbrübe; *Daucus carota*
Englische Kräuterkundler, frühe amerikanische Siedler und nordamerikanische Crow-Indianer benutzten oft die Wilde Karotte als menstruationsförderndes Mittel.

Zwischen 1820–1882 führte die U.S.-*Pharmakopöe* die Samen der *Gelbrübe* als stimulierendes, harntreibendes und menstruationsförderndes Mittel.

Man nahm dreimal täglich ein Glas des Infuses, welches man aus 30 g Samen auf einen halben Liter kochendes Wasser, das man zwanzig Minuten ziehen ließ, bereitete.

Gelbwurzel, Kanadische; *Hydrastis canadensis*
Diese nordamerikanische Pflanze ist erfolgreich bei Regelstörungen eingesetzt worden.

Da die Wilde Gelbwurzel im Bestand schon zu den gefährdeten Arten gehört, wird sie zunehmend angebaut. Neben Ginseng ist sie wohl die teuerste in den Vereinigten Staaten angebaute oder hergestellte Heilpflanze.

Sie enthält zwei Alkaloide: Hydrastin und Berberin. Berberin ist die Substanz, die verschiedenen Augensalben und -tropfen die gelbliche Farbe verleiht.

Die *Kanadische Gelbwurzel* wirkt tonisch, blutreinigend und man kann sie auch für gastrische Beschwerden und gegen körperliche Erschöpfungszustände benutzen. Bei äußerlicher Anwendung entwickelt die *Gelbwurz* eine reinigende Eigenschaft. Ihre heilenden Qualitäten machen sie zum beliebtesten Ingredienz bewährter Augenlotionen.

Goldenes Geiskraut (Lebenswurz); *Senecio aureus*
Zur Auslösung einer verspäteten oder ausbleibenden Menstruation kann man entweder ein Dekokt aus dem Rhizom oder aus der ganzen Pflanze verwenden.

Man läßt 15 g des Krautes zwanzig Minuten in einem halben Liter kochenden Wassers ziehen. Davon nimmt man bis zu viermal am Tag ein Glas.

Die Lebenswurz, der man tonische, harntreibende und adstringierende Eigenschaften nachsagt, wurde auch zur Behandlung von Nierensteinen und -gries benutzt.

Goldrute, Echte; *Solidago virgo-aurea*
Die Samen der japanischen oder *Echten Goldrute* können Menstruationsbeschwerden lindern. Die Samen besitzen davon ver-

schiedene pharmazeutische Eigenschaften, darunter die Fähigkeit, Wunden und Blutungen zu behandeln.

Hahnenkamm; *Celosio cristata*
Dieses Fuchsschwanzgewächs ist in China eine beliebte Zimmerpflanze. Die rotblühende Art, die im Fernen Osten als gemeines Unkraut wächst, wird bei schmerzhafter und übermäßiger Menstruation verschrieben.

Pharmazeutisch werden die Samen, Blüten und jungen Sprossen der Pflanze verwendet.

Heiligengarbe; *Santolina chamaecyparissias*
Diese Pflanze wird als regelförderndes Mittel benutzt und wurde einst zur Bekämpfung von Wurmbefall angewendet.

Helmkraut; *Scutellaria laterifolia*
Diese Pflanze, die im Englischen auch als *Toll-Hundkraut* oder *Tollkraut* (weil sie angeblich Tollwut heilen konnte) nennt, wächst in ganz Nordamerika. Man hat sie als regelförderndes und als die Ausstoßung der Nachgeburt sicherndes Mittel angesehen und benutzt.

Man kann die ganze Pflanze als beruhigendes, harntreibendes und herzstärkendes Medikament gebrauchen.

Herzsamen; *Cardiospermum halicacabum*
Diese Pflanze ist in allen tropischen Ländern heimisch.

Die Blätter der *Blasenerbse* oder *Luftballonpflanze*, wie man sie wegen der aufgeblasenen Samenkapseln auch nennt, wurden als menstruationsanregendes Mittel benutzt.

Die Wurzel diente zur Behandlung rheumatischer Schmerzen und nervöser Leiden.

Hexenkraut (Wurmsamen); *Artemisia capillaris*
Jahrhundertelang wurden die Blätter und Stengel dieser chinesischen Pflanze zur Behandlung von Menstruationsstörungen, wie schmerzhaftem oder überaus starkem Regelfluß oder selbst Blutungen, die nach der Geburt eintraten, verwendet. Ein Dekokt benutzte man bei Gelbsucht und gewissen Fiebern.

Die Chinesen benutzten auch viel einen Verwandten des Hexenkrautes, den Gemeinen Beifuß *(Artemisia vulgaris)*. Siehe *Beifuß*.

Hirtentäschelkraut; *Capsella bursa-pastoris*
Das *Hirtentäschelkraut* ist weitverbreitet in Europa und in den Vereinigten Staaten.

Früher benutzte man den frischen Saft zur Behandlung unregelmäßiger Menstruationen und von Vitamin-C-Mangel.

Hundskamille, Stinkende; *Anthemis cotula*
Die regelfördernden Eigenschaften der *Hundskamille* machen sie zum geeigneten Mittel in Fällen von Amenorrhöe. Sie wirkt tonisch und krampflösend.

Man benutzt die Pflanze heutzutage kaum noch, doch einst wurde das Infus aus 30 g des kleingeschnittenen Krautes auf einen halben Liter Wasser arzneilich hochgeschätzt. Davon nahm man ein Glas nach Belieben.

Die *Stinkende Hundskamille* wird auch *May-Unkraut* genannt.

Hungerblümchen; *Draba nemoralis*
Die Samen dieser Hungerblümchen-Art werden von chinesischen Kräuterkundlern benutzt, um Amenorrhöe, Wassersucht, Husten, Fieber und andere Körperunstimmigkeiten zu behandeln.

Immergrün, Großes; *Vinca major*
Das *Große Immergrün* wird bei starken Regelblutungen wegen seiner kräftigenden und adstringierenden Eigenschaften benutzt.

Im Mittelalter flocht man aus dem *Großen Immergrün* oder dem *Hexenveilchen*, wie man es auch nannte, Liebeszauber. Man gebrauchte es außerdem, um böse Geister auszutreiben und um die Geister des Dunklen abzuwehren.

Apuleius (ca. 125 bis 169 n. Chr.) erklärt in seinem 1480 gedruckten *Herbarium*:

»Diese Wurzel ist für viele Zwecke nützlich ... gegen die Teufelskrankheit und die dämonische Besessenheit und gegen Schlangen und wilde Tiere und gegen Gift und für verschiedene Wünsche und für Neid und Schrecken und dafür, daß dir Gnade sei, und wenn du die Wurzel bei dir trägst, sollst du gedeihen und überall aufgenommen werden.«

Einige Kräuterkundler haben das *Madagaskar-Immergrün, Vinca rosea,* zur Behandlung der Zuckerkrankheit (Diabetes) benutzt. Die in ihm enthaltenen Alkaloide liefern ein Krebsmittel, das in der Chemotherapie und bei gewissen Tumoren verwendet wird. Alle Immergrün-Arten besitzen pharmakologische Eigenschaften.

Indigopflanze; *Indigofera tinctoria, Isatis japonica, Polygonum tinctorium*
Die Früchte dieser indischen und chinesischen Pflanzen, aus denen man das bekannte Indigoblau gewinnt, wurden in der Kräuterheilkunde als Verjüngungsmittel genutzt.

Die Stengel und Wurzeln der drei Arten werden bei menstruellen Beschwerden empfohlen.

Indigopflanze, Wilde; *Baptisia tinctoria*
Der Auszug aus der Wurzel und den Blättern dieser Pflanze, die an der Westküste der Vereinigten Staaten heimisch ist, wurde als regelförderndes Mittel und bei Rheumatismus und Scharlach gereicht.

Ingwer; *Zingiber officinale*
Ingwer ist die getrocknete, geschälte Wurzel/Rhizom einer Pflanze, die in Jamaika, Afrika, Spanien und auf den Kanarischen Inseln angebaut wird.

Ingwertee wirkt leicht menstruationsfördernd und erweist sich als verläßliches allgemeines Stimulierungsgetränk.

In der Kräuterheilkunde verwendet man *Ingwer* zur Behandlung von Erkältungen, Krämpfen und auch von Magenleiden.

Japanfarn; *Trichomanes japonica*
Man hat diesen Farn gegen starke Regelblutungen, als den Haarwuchs anregendes und als fiebersenkendes Mittel benutzt, das auch bei anderen Körperdisfunktionen heilend wirkt.

Jurubeba; *Solanum insidiosum*
Die Wurzel und die Früchte der *Jurubeba* werden seit langem benutzt, um ein Ausbleiben der Regelblutung zu korrigieren. Mit ihnen behandelt man nicht minder zufriedenstellend Leber- und Milzbeschwerden und selbst Blutarmut.

Kaempferia; *Kaempferia pundurata*
Die Wurzel der westindischen *Kaempferia,* die auch in den südlichen Provinzen Chinas wächst, wird gewöhnlich mit Essig verdünnt und dann als regelförderndes Mittel benutzt. Diese Mischung lindert auch Magenschmerzen.

Karpfenschuppen
Im Orient wird die Asche der *Karpfenschuppen* bei übermäßigem Regelfluß und für eine ganze Anzahl körperlicher Unregelmäßigkeiten gegeben.

Kastillea; *Castilleja linariaefolia*
Die Frauen der Hopi-Indianer aus dem Südwesten der Vereinigten Staaten tranken ein Infus aus der *Kastillea,* um starke Regelblutungen zu stillen.

Kegelblume (Rudbeckie); *Rudbeckia laciniata*
Ein Infus aus den grünen Blättern der nordamerikanischen *Kegelblume* wurde als menstruationsförderndes und als Mittel zur Behandlung von Nierenleiden verwendet.

Kermesbeere; *Phytolacca decandra*
Die *Kermesbeerwurzel* wird zur Behandlung schmerzhafter Regelblutungen benutzt. Man hat sie außerdem gegen Husten, Appetitlosigkeit, Schwindsucht und als blutreinigendes Mittel bei Hautkrankheiten verwendet.

15 g der zerdrückten Wurzel auf einen halben Liter kochendes Wasser läßt man zwanzig bis dreißig Minuten ziehen. Davon nimmt man beliebig eine Tasse der abgeseihten Flüssigkeit. Möchte man die Droge lieber trocken einnehmen, so genügen 300 mg der pulverisierten Wurzel; 600 mg – 2 g der Wurzel wirken brechreizauslösend.

Vorsicht! Die *Kermesbeere* besitzt narkotische Eigenschaften. Eine Überdosis kann zu Erbrechen, Krämpfen und selbst zum Tod führen.

Klee; *Oxalis corniculata*
Die kleine *Klee*-Pflanze wird in China als regelförderndes Mittel benutzt. Man schreibt ihr kühlende, d. h. fiebersenkende, harntreibende, adstringierende und blutstillende Eigenschaften zu.

Klette, Kleine; *Arctium minus*
Der Tee aus den Blättern und der Wurzel der *Kleinen Klette* soll menstruationsfördernd wirken. Man benutzte ihn auch bei Asthma, Bronchitis und Husten.

Eine Tinktur aus den frischen Wurzeln wird gegen Magenschmerzen und Rheumatismus benutzt.

Knöterich; *Polygonum cuspidatum, Polygonum bistorta*
Polygonum cuspidatum wächst wild auf den Schuttplätzen Chinas. Die Wurzel diente zur Linderung menstrueller Schwierigkeiten und der nach der Entbindung auftretenden Komplikationen.

Die dunkle Rinde des orientalischen *Wiesenknöterichs* wird bei Amenorrhöe, Wunden, Geschwüren und Entzündungen verwendet.

Krapprot (Färberröte); *Rubia tinctorum, Rubia cordifolia*
Die Wurzel der in Südeuropa und im Kaukasus heimischen *Rubia tinctorium* ist als regelförderndes Mittel benutzt worden.

Die Wurzel, Blätter und Samen sind gegen Leberbeschwerden und andere innere Erkrankungen verschrieben worden. Heutzutage benutzt man Krapprot ganz selten.

Die Wurzel der *Rubia cordifolia,* einer in China und Japan heimischen Kriechpflanze, ist häufig wegen ihrer menstruationsfördernden Eigenschaften verwendet worden. Man schätzt sie auch als Mittel gegen Rheumatismus, Blutungen und Gelbsucht.

Küchenschabe
In einigen Ländern wird dieses Insekt getrocknet und gemahlen und dann bei ausbleibender Menstruation angewandt. Es wurde außerdem zur Auflösung von Blutgerinnseln, zur Linderung von Magenschmerzen und zur Behandlung anderer Körperunstimmigkeiten verwendet.

Kuhschelle, Echte; *Anemone pulsatilla*
Diese europäische und ostasiatische Pflanze wirkt auf alle Körperschleimhäute stimulierend, weswegen sie ein zweckmäßiges Mittel ist bei Ausbleiben der Regelblutung oder bei auf Menstruationsstörungen zurückführbaren nervösen Erschöpfungszuständen. Die *Echte Kuhschelle,* die man auch *Mutterblume* nannte, weil sie die Gebärmutter heilt, wirkt blutreinigend und schmerzlösend. In der Kräuterheilkunde verwendet man gewöhnlicherweise das Öl der *Kuhschelle* gegen nervöse Leiden und als Kopfschmerzmittel.

Die *amerikanische Kuhschelle (Pulsatilla nuttaliane),* die im Bett des Mississippiflusses wächst, wird zur Behandlung von Amenorrhöe, Rheumatismus und Koliken benutzt.

Es ist nicht sicher, ob das bei uns häufig vorkommende Buschwindröschen *(Anemone nemorosa)* als regelförderndes Mittel benutzt wurde, obwohl es wie alle Anemonen-Arten krampflösend und beruhigend wirkt. Die Anemonen-Arten werden heutzutage kaum noch arzneilich verwendet, was womöglich auf ihre Giftigkeit zurückzuführen ist.

Kürbis, Runder; *Luffa cylindrica*
Der *reife Kürbis* wird verbrannt und das Pulver dann gegen verspätete oder zu schwache Regelblutungen oder bei zu starkem Regelfluß verwendet.

Der *frische Kürbis* wirkt bekannterweise tonisch auf die Geschlechtsorgane. Die Blätter sind ein gutes Mittel gegen Hautkrankheiten; die Blätter und der Stamm der Kletterpflanze werden bei Zahnverfall und verschiedenen Erkrankungen verschrieben.

Man kann ihn natürlich auch als Gemüse essen.

Lebensbaum; *Thuja occidentalis*
Die schuppenartigen Blätter des *Lebensbaumes* enthalten ein ätherisches Öl, das innerlich genommen die Menstruation fördert.

Vorsicht! Dieses Öl (Thujon) ist sehr toxisch, weswegen es zu Vergiftungen kommen kann.

Die Frauen der Menominee-Indianer tranken ein Infus aus der Innenrinde des Lebensbaumes als menstruationsförderndes Mittel.

In der letzten Hälfte des 19. Jahrhunderts wurden die jungen Zweige des Lebensbaumes offiziell in der U.S.-*Pharmakopöe* als menstruationsförderndes, stimulierendes und harntreibendes Mittel aufgeführt.

1596 nannte der flämische Botaniker Jules Charles de l'Écluse diesen Baum *Arborvitae*, eben *Lebensbaum*. Das Symbol des *Lebensbaumes* kommt in den Legenden der Druiden, bei den alten Sachsen, den Wikingern, bei den Maoris Neuseelands, den Azteken, Inkas, Mayas, Persern, Ägyptern, Hebräern, Phöniziern, Hindus, den Chinesen und Japanern vor.

Leptospermum; *Leptospermum flavescens*
In Malaysien brüht man die Blätter des kleinwüchsigen *Leptospermum-Baumes* zu einem tonischen Tee auf, den man bei schmerzhaften Menstruationen reicht. Das Getränk ist ferner ein beliebtes Mittel gegen Trägheit und Teilnahmslosigkeit sowie Magenbeschwerden.

Lerchensporn; *Corydalis ambigua*
Die Knolle der Pflanze wurde in China als menstruationsförderndes Mittel und bei Schwierigkeiten nach der Entbindung verwendet.

In der chinesischen Medizin gilt die Droge als tonisch, blutreinigend, beruhigend, adstringierend, harntreibend und entstopfend.

Liebstöckel; *Levisticum officinale*
Die Wurzel des in Gebirgsgegenden heimischen Krautes lindert schmerzhafte Regelblutungen und wirkt auch gegen Ver-

dauungsschwäche und Fieber. Aus den Blättern kann man einen tonischen Tee bereiten.

Das Infus aus der getrockneten Wurzel bereitet man aus 30 g Wurzel auf einen halben Liter kochenden Wassers, das man zwanzig Minuten lang ziehen läßt. Davon nimmt man gewöhnlich dreimal täglich ein Glas.

Die Wurzel des schottischen Liebstöckels, *Ligusticum scotium,* einem entfernten Verwandten des *Levisticum officinale,* hat sich bei Gebärmuttererkrankungen bewährt.

Loranthus; *Loranthus yadoriki*
Loranthus wächst in China. Er ist schmerzlindernd und wirkt auf die Gebärmutter beruhigend. Im Falle drohender Fehlgeburt und schmerzhafter Regelblutung kann man die ganze Pflanze benutzen. Diese soll auch den Haarwuchs stimulieren.

In der allgemeinen Kräuterkunde wird die Frucht der Pflanze als belebendes Mittel geschätzt.

Lorbeer; *Laurus nobilis*
Der in Europa heimische *Lorbeer* trägt Beeren, die zu starke Regelblutungen zu stillen vermögen. Ein Infus aus den Beeren kurz vor der Geburt getrunken, soll die Entbindung beschleunigen.

In der Kräuterheilkunde verschrieb man gern Rinde und Blätter sowie die Beeren bei Nierenerkrankungen, Lungenleiden, Erkältungen und Fieber.

Magnolie, Chinesische; *Magnolia hypoleuca*
In China wird die Rinde dieser Magnolienart als Mittel gegen ausbleibende Regelblutungen verschrieben. Man schreibt ihr magenanregende, die Peristaltik belebende und leicht beruhigende Eigenschaften zu.

Maisbrand; *Ustilago maydis/zeae*
Der schwarze parasitäre Pilz, der den Mais befällt, dient als menstruationsförderndes Mittel, falls die Regelblutung völlig fehlt (Amenorrhöe), schmerzhaft oder gestört ist (Dysmenorrhöe) und hilft auch bei anderen mit der Regel verbundenen Be-

schwerden. Man hat ihn zur Beschleunigung des Geburtsvorganges und zur Behandlung von Spermatorrhöe sowie bei Blutungen der Lunge und des Darmes verwendet.

Der Maisbrand enthält zwar weniger Ergotin als das Mutterkorn, doch wurde er im Süden der Vereinigten Staaten trotzdem als Abtreibmittel benutzt.

Majoran; *Origanum marjorana*

Das bekannte Küchengewürz *Majoran* ist in Europa heimisch.

Man kann die ganze Pflanze als regelförderndes, tonisches und stimulierendes Gewächs benutzen.

Eine griechische Legende erzählt, die Liebesgöttin Aphrodite sei die erste gewesen, die *Majoran* angebaut habe, und die Pflanze habe ihren süßen Duft durch ihre Berührung erhalten. Die Griechen trugen zur Hochzeit *Majorankränze.* Man pflanzte sie auf Gräber, damit den Toten ein süßer Schlummer beschieden sei.

Malve, Kleinblütige; *Malva parviflora*

Ein Tee aus den Blättern der nördlichen *Kleinblütigen Malve* tranken Frauen früher, um die ausbleibende Regel auszulösen. Der Tee wurde der Gebärenden auch nach der Entbindung zur Kräftigung gereicht.

Dasselbe Infus hat sich auch fiebersenkend bei sehr hohen Temperaturen und schweißtreibend gezeigt.

Mango; *Mangifera indica*

In Japan und China verwendet man die Frucht des *Mangobaumes* gegen Menstruationsschwierigkeiten. Bei starken Regelblutungen und gewissen allgemeinen Erkrankungen haben sich die pulverisierten Samen bewährt.

Maulbeerbaum-Wurzelstock

Der getrocknete und pulverisierte Wurzelstock des *Maulbeerbaumes* wurde bei Nachgeburtsblutungen, starkem Regelfluß, Geburtsschwierigkeiten und anderen allgemeinen Erkrankungen benutzt. Man behandelte damit sogar *Angina pectoris,* den Herzkrampf.

Maulbeere, Indische; *Morinda citrifolia*
Die *Indische Maulbeere* wächst außer in Indien auch in Queensland und Nordaustralien.

Die Frucht wird als regelförderndes Mittel, die Blätter werden als Umschlag für Geschwüre und Wunden benutzt; das Infus aus den Blättern wird zuweilen als Kräftigungsmittel verschrieben.

Maulbeere, Weiße; *Morus alba*
In China benutzte man die Wurzelrinde der *Weißen Maulbeere* als kräftigendes und verjüngendes Mittel. Man empfahl sie ferner gegen starke Monatsblutungen, allgemeine Schwächezustände und nervöse Leiden.

Meisterwurz; *Imperatoria ostruthium*
Die Pflanze ist im Alpengebiet und in Australien heimisch, doch wird sie auch in anderen Ländern angebaut. Die Wurzel und die Samen haben regelfördernde Eigenschaften. In der Kräuterheilkunde benutzt man diese Pflanzenteile als stimulierendes und darmanregendes Mittel.

Das Infus aus 30 g der kleingeschnittenen Wurzel oder des Rhizoms auf einen halben Liter kochenden Wassers, dem man die Samen zusetzt oder auch nicht, läßt man zwanzig Minuten ziehen und trinkt davon nach Belieben ein Glas.

Melone; *Cucumis melo*
Nachdem das Öl aus den Samen der *chinesischen Tienkua-Melone* ausgepreßt wurde, gebraucht man es zur Behandlung von starken Regelblutungen.

Die Ranke kann als Mittel gegen ausbleibende Menstruationen und eine ganze Anzahl anderer Leiden verwendet werden.

Mingimingi; *Cyathodes juniperina*
Die Maori-Frauen Neuseelands kochten die kleinen, stachligen Blätter dieser Pflanze in etwas Wasser und tranken die Flüssigkeit, um menstruelle Unregelmäßigkeiten zu behandeln.

Dasselbe Getränk kann auch bei Nierenbeschwerden und Asthma benutzt werden.

Minze, Wilde; *Mentha sativa*
In Fällen schwieriger Menstruationen kann man die ganze Pflanze verwenden.

Die *Wilde Minze* besitzt stimulierende, adstringierende und brechreizfördernde Eigenschaften. Von dem Infus aus 30 g des geschnittenen Krauts auf einen halben Liter kochenden Wassers, das man zwanzig Minuten ziehen läßt, trinkt man dreimal täglich ein Glas.

Moschuswurzel; *Ferula sumbul*
Im Fernen Osten verwendete man die *Moschuswurzel* bei ausbleibenden und schmerzhaften Menstruationen sowie bei anderen Frauenleiden. Diese Wurzel wirkt stimulierend auf die Schleimhäute. Man hat sie ferner als Beruhigungsmittel bei Hysterie und zur Behandlung asthmatischer und bronchialer Beschwerden verwendet.

Vorsicht! In höheren Dosierungen kann die Droge Symptome starker Betäubung hervorrufen!

Muicle; *Jacobinia spicigera*
Mexikanische Frauen trinken mitunter einen Tee aus der *Muicle-Pflanze*, um starken Regelblutungen entgegenzuwirken. Der Tee wird auch zur Nervenberuhigung und gegen Fieber getrunken.

Muskatnuß; *Myristica fragrans*
Dieses gewöhnliche Küchengewürz besitzt meist ungeahnte Eigenschaften.

Die Männer des Jemens kauen die *Muskatnuß*, um eine schwindende Potenz zu stärken. Die Nuß wurde auch als menstruationsförderndes Mittel benutzt.

Die Samen des immergrünen *Muskatnußbaumes* enthalten Elemicin, Safrol und Myristicin.

Kleinere Mengen der Droge können, selbst täglich genommen, körperlich nicht schädlich wirken. Nimmt man dagegen täglich größere Dosen, so mag dies Halluzinationen auslösen, die von markanten körperlichen Veränderungen wie

Schwindelgefühl, Übelkeit, Nierenbeschwerden und Verdauungsproblemen begleitet werden.

Vorsicht! Während ein Gramm pro Tag keinen merkbaren Schaden anrichten kann, werden fünf bis sechs Gramm einen andauernden Rauschzustand auslösen, den vielgestaltige Nebenwirkungen begleiten.

Narde, Indische; *Nardostachys jatamansi*
Die getrocknete Wurzel und das getrocknete Rhizom dieser Pflanze kann einen regelmäßigen Zyklus herbeiführen. Die *Indische Narde* wächst in Indien, im Himalayagebiet östlich Bhutans.

Wegen ihrer tonischen, stimulierenden und krampflösenden Eigenschaften wird sie als Mittel gegen Krämpfe und Herzrasen empfohlen.

Man hat die *Indische Narde* mitunter als Ersatz für Baldrian *(Valeriana officinalis)* verwendet.

Nephrodium; *Nephrodium filixmas*
Der Wurzelstock dieses Farns hat sich bei der Behandlung von starken Menstruationsblutungen und Hämorrhagien nach der Entbindung bewährt.

Nieswurz, Schwarze (Christrose); *Helleborus niger*
Die *Schwarze Nieswurz*, die wegen ihrer Winterblüte im Mittelalter den Namen *Christrose* erhielt, wächst in den Bergwäldern Zentral- und Südeuropas.

Ihr Rhizom enthält zwei Wirkstoffe: Helleborein und das narkotische Helleborin.

Gegen Amenorrhöe, Melancholie und schwere nervöse Erregtheit nimmt man eine Dosis von 120–240 mg des pulverisierten Rhizoms.

Ocotillo; *Fouquiera splendens*
Der Tee aus den Blüten des *Ocotillo-Kaktusses*, der im Südwesten der Vereinigten Staaten wächst, wird bei verspäteter Periode zwei- bis dreimal täglich getrunken.

Oregano; *Origanum vulgare*
Diese in Europa heimische Pflanze wird nunmehr in den meisten Ländern der Erde angebaut.

Man benutzte das Gewürz, um den Regelfluß zu fördern, und als stimulierendes und kräftigendes Mittel bei Asthma, Husten und spasmischen Leiden.

Ortiguilla; *Tragia nepetaefolia*
Mexikanerinnen benutzen *Ortiguilla* gegen verspätete Regelblutungen.

Osterluzei, Indische; *Aristolochia indica*
Kleinere Dosen der Wurzel und des Stammes dieses hauptsächlich im südlichen und östlichen Gebiet Indiens wachsenden Strauches, der in Hindi *Ishwari* heißt, können die Menstruation regulieren. Sie können ferner als verdauungsförderndes, stimulierendes und fiebersenkendes Mittel eingesetzt werden.

Vorsicht! Größere Dosen der Pflanze können eine Fehlgeburt sowie Nieren- und Darmvergiftung verursachen.

Päonienbaum; *Paeonia moutan*
In der chinesischen Medizin wird die Wurzelrinde zur Behandlung von Regelschwierigkeiten, Nervosität, Erkältungen und Kopfschmerzen verwendet.

Eine längere regelmäßige Einnahme soll das Leben verlängern und den Körper kräftigen.

Papierbaum, Japanischer; *Broussonetia papyrifera*
Ein Dekokt aus der Wurzel des in China und Japan verbreiteten *Papierbaumes* dient als Mittel gegen Menorrhagie.

Die Achäne – die Schließfrüchte mit verwachsener Frucht- und Samenschale – besitzen tonische und allgemein kräftigende Wirkung. Die Blätter sind adstringierend und harntreibend.

Pardathanthus; *Pardathantus chinensis*
Das Rhizom dieser chinesischen Pflanze aus der Familie der Irisgewächse *(Iridaceae)* wird gegen ausbleibende Regelblutungen und mitunter auch gegen Brustkrebs verschrieben.

Petersilie; *Carum petroselinum*

Die Wurzel, die Samen und die Blätter der *Petersilie* enthalten Apiol, eine Substanz mit menstruationsfördernden Eigenschaften, die man zur Behandlung von mangelnder oder schmerzhafter Menstruation einsetzen kann. Zu diesem Zwecke nimmt man gewöhnlich das *Petersilienöl* – fünf bis fünfzehn Tropfen je Einnahme.

Das Wurzeldekokt wurde als Mittel gegen Nierenandrang, Wassersucht und Gelbsucht angewendet. Die getrockneten Blätter können für denselben Zweck benutzt werden, sind aber nicht so wirksam.

Vorsicht! Petersilie ist zwar ein wohlbekanntes Küchengewürz, man sollte bei der Dosierung jedoch vorsichtig vorgehen. Zuviel des Guten kann Schwindelanfälle, einen überaus niedrigen Blutdruck, Taubheit und selbst Lähmungserscheinungen auslösen. Über längere Zeit eingenommen, kann das *Petersilienöl* Nieren- und Leberschäden verursachen.

In Puerto Rico verwendet man die *Petersilienwurzel* als regelförderndes Mittel; man behandelt damit Magenverstimmungen und Fieber und benutzt es auch als harntreibende Droge bei Nierenentzündung.

Weil die Samen langsam keimen, glaubte man im Mittelalter, *Petersilie* sei eine Teufelspflanze. Man erzählte sich, die Pflanze ginge neunmal zum Teufel und zurück, bevor sie keime, und dabei würde der Teufel selbst ein Stückchen der *Petersilie* behalten. Pflanzte man *Petersilie* um, so zog man das Unheil über sich und den Hausstaat.

In Griechenland und Rom dekorierte man Gräber mit dem Gewürz. *Petersilie* stand für den Tod schlechthin. Die Furcht vor der Pflanze war so groß, daß Krieger auf dem Weg in die Schlacht, die einem mit *Petersilie* beladenen Esel begegneten, in panischer Angst die Flucht ergriffen. Dies kann man auch bei Plutarch, dem bekannten griechischen Biographen, nachlesen.

Bei öffentlichen Spielen in Griechenland und Rom wurden *Petersiliengirlanden* als Preis verliehen. Ein Brauch, der aus früheren Zeiten übernommen worden war, als man in Griechenland zum Tode einer wichtigen Persönlichkeit sogenannte

Bestattungsspiele abhielt. Somit hatte sich die traditionelle Assoziation *Petersilie* – Tod überliefert.

Petersilie, Krause; *Petroselinum crispum*
Die mit Alkohol angesetzte Frucht dieser Petersilien-Art ergibt ein Extrakt, das zur Behandlung von Menstruationsstörungen verwendet werden kann.

Pfeffer, Langer; *Piper longum*
Die stachlige Frucht dieser südasiatischen Pflanze wurde mitunter gegen Menstruationsstörungen genommen.

In Indien verwendet man die Pflanze, um Beri-Beri zu behandeln, der Vitamin-B-Mangelkrankheit, die durch extreme Schwäche, Lähmungserscheinungen, Anämie (Blutarmut) und durch Symptome bemerkbar wird, die auf ein »Dahinsiechen« deuten.

Pfirsich; *Prunus persica*
In der althergebrachten chinesischen Arzneimittellehre gilt der *Pfirsichkern* als Heilbehelf bei ausbleibender Regel und bei Blutungen nach der Entbindung. Er bewährte sich ferner bei der Behandlung von Rheumatismus, Husten und Bluterkrankungen.

Die pelzig-samtene Fruchthaut diente als Medikament bei Blutungen während der Schwangerschaft und zur Linderung rheumatischer und neuralgischer Schmerzen.

Das Harz des *Pfirsichbaumes* kann als sedative, blutreinigende, adstringierende und verdauungsfördernde Droge verwendet werden.

Der Pfirsichbaum war schon 2000 v. Chr. in China heimisch und wurde in Persien, das die Griechen fälschlicherweise als Geburtsland annahmen, erst 500 Jahre später bekannt.

Im Taoismus, der von Laotse 6 v. Chr. in China gegründeten Religion, wird der *Pfirsich* als heilige Pflanze verehrt. Man sieht in ihm das Symbol der Unsterblichkeit und des Tao, dem Weg, der zur Unsterblichkeit führt. In den taoistischen Schriften ist der *Pfirsich* der Lebensbaum, der in einem mythischen Paradiesgarten wächst; der Lebensbaum trägt Früchte, die nur einmal alle dreitausend Jahre reifen und jenem, der sie ißt, Unsterblichkeit verleihen.

Die Chinesen assoziieren die *Pfirsichblüten* mit der Ehe und einem langen Leben.

Pflaume; *Prunus triflora*
Die *Prunus triflora*-Art umfaßt zahlreiche in China wachsende Varietäten. Ein Dekokt aus der Wurzelrinde wird bei starker Monatsblutung verwendet. Das Harz der Pflanze wirkt schmerzlindernd und abschwellend.

Polei, Amerikanische; *Hedeoma pulegioides*
Im 18. Jahrhundert bereitete man in den amerikanischen Kolonien einen Tee aus jenen Teilen der *Polei*, die über der Erde wuchsen. Diesen Tee trank man wegen seiner menstruationsfördernden, stimulierenden und verdauungsanregenden Eigenschaften. Die Einwohner der Appalachengebirge benutzen den Tee noch heute, um Kopfschmerzen zu lindern und Lungenentzündung zu behandeln.

Poleiminze; *Mentha pulegium*
Dieses gewöhnliche Gartenkraut war schon den alten Sachsen und vor ihnen den alten Griechen und Römern wegen seiner menstruationsfördernden Eigenschaften bekannt.

Man hat es zur Linderung von Krämpfen, Hysterie und Übelheit benutzt.

Ein Infus aus 30 g des zerkleinerten Krautes auf einen halben Liter kochenden Wassers, das man zwanzig Minuten ziehen läßt, kann nach Belieben noch warm getrunken werden.

Das Öl der *Poleiminze* wirkt insektenabweisend.

Albertus Magnus (1193–1280), der größte Naturforscher des Mittelalters, schreibt in seinem *Buch der Geheimnisse der Wirkkraft der Pflanzen, Mineralien und gewisser Tiere,* man solle ertrinkende Bienen und Fliegen in die warme Asche der *Poleiminze* legen, »dann werden sie in Kürze, ungefähr eine Stunde später, wieder ins Leben gerufen«.

Die Anhänger moderner Hexenkulte tragen zuweilen *Polei*-

minze bei sich oder halten es zu Hause, um Kopfschmerzen, Schwindelanfälle und »den bösen Blick« abzuwehren.

Rainfarn (Wurmkraut); *Tanacetum vulgare*
Man hat die ganze Pflanze wegen seiner menstruationsfördernden Eigenschaften und als Mittel gegen verschiedene Frauenleiden verwendet. Wegen seiner leicht narkotisierenden Eigenschaften wird dieses europäische Kraut gegen Hysterie, Übelkeit und Nierenbeschwerden verwendet.

Nachdem der *Rainfarn* aus England in die amerikanischen Kolonien gebracht worden war, benutzten die Ctawba-Indianer ein Infus aus dem Kraut gegen Frauenleiden, als Abtreibungsmittel und zur Behandlung von Erkältungen.

Die gewöhnliche Dosierung beträgt 30 g des getrockneten Krautes auf einen halben Liter kochendes Wasser. Man läßt das Infus zwanzig Minuten ziehen. Diese Dosierung kann zweimal täglich getrunken werden.

Die Blumen dieses Farnkrauts blühen sehr lange; ihr Name stammt aus dem Griechischen *anthanatos,* was soviel wie Unsterblichkeit bedeutet. In diesem Zusammenhang erzählte man eine Geschichte von Ganymed, dem schönen Hirten, der, um Mundschenk Zeus' zu werden, Unsterblichkeit erlangen mußte. Dies gelang ihm, indem er ein Getränk aus dem Kraut mischte und trank.

Ratabaum, Weißblühender; *Metrosideros albiflora*
Der Saft des *Weißblühenden Ratabaumes* Neuseelands, den man durch einen Einschnitt in die Rinde des Baumes gewinnt, wird von den Maori-Frauen zur Linderung gestörter Regelblutungen benutzt.

Die Innenrinde dieser Kletterpflanze wirkt, äußerlich angewendet, blutstillend und lindert den Wundschmerz.

Ratanhia; *Krameria trianda*
Die Wurzel dieses bolivischen Strauches wird zur Behandlung von Menstruationsstörungen und von schleimigem Ausfluß benutzt. Man konnte damit auch Nierenprobleme behandeln.

Andere Arten der Gattung *Krameria*, nämlich *Krameria ixene* und *Krameria argentea*, werden arzneilich ähnlich genutzt.

Rebhuhnbeere; *Mitchella repens*
Man kann diese nordamerikanische Pflanze ganz verwenden gegen Frauenleiden wie ausbleibende, schmerzhafte oder zu starke Regelblutung.

Zur Bereitung des Dekokts nimmt man 60 g des getrockneten Krautes auf einen halben Liter Wasser und läßt dies zwanzig bis dreißig Minuten kochen, davon trinkt man jeweils ein Glas.

Rohutu; *Myrtus obcordata, Myrtus penduculata*
Die neuseeländischen Maoris benutzten ein Dekokt aus der Wurzel und den Beeren dieser beiden Myrten-Arten als Mittel gegen schmerzhafte Regelblutungen.

Die bei uns wachsende Myrte *(Myrtus communis)* enthält Myrtol, das auf die Schleimhäute der Geschlechtsorgane und Harnwege anregend wirkt.

Rose, Chinesische; *Rosa laevigata*
Mit der Wurzelrinde der chinesischen *Rosa laevigata* behandelt man einen zu starken Regelfluß. Die Blüten geben ergrautem Haar die Farbe zurück. Die Samen wirken adstringierend und harntreibend.

Sadebaum (Sevenstrauch); *Juniperus sabina*
Der *Sadebaum* ist in den Alpen und in anderen europäischen Ländern heimisch. Man findet ihn auch in Kanada.

Vorsicht! Die jungen Zweige und Zweigspitzen wirken regelfördernd. Wegen ihrer hohen Giftigkeit sollten sie nicht innerlich genommen werden. Äußerlich verwendete man sie in Pflastern und Salben gegen Wund- und Brandblasen.

Salbei; *Salvia miltiorrhiza*
Die Wurzel von *Salvia miltiorrhiza* empfiehlt die chinesische Medizin vor allem zur Behandlung von Menstruationsstörungen, Fehlgeburten, Blutungen und Blutkrankheiten.

Salykraut; *Salsola kali*
Man hat die ganze *Russische Distel* als regelförderndes und harntreibendes Mittel verwendet.

Sanikel; *Sanicula europaea*
Dieses adstringierende und blutreinigende Kraut kann zu starke Regelblutungen stillen.

Eine verwandte Art, *Sanicula marilandica,* besitzt dieselben pharmazeutischen Eigenschaften. Beide Arten können Nierenbeschwerden lindern und blutreinigend wirken.

Sappanbaum; *Caesalpinia sappan*
Der ostindische *Sappanholzbaum* wächst reichlich auf der Insel Sumbawa, die östlich von Java liegt.

Gegen Unregelmäßigkeiten des weiblichen Zyklus verwendet man ein Extrakt aus dem Holz des Baumes. Dieses Extrakt besitzt auch beruhigende Eigenschaften und vermag Blutungen zu stillen.

Schachtelhalm; *Equisetum hyemale*
Der pulverisierte Stamm von *Equisetum hyemale* hat sich als besonders erfolgreiches Mittel gegen zu kräftige Monatsblutungen erwiesen. Die orientalische Pflanze wird auch bei Blutungen anderer Art und körperlichen Unregelmäßigkeiten benutzt.

Schafgarbe; *Achillea millefolium*
Die U.S.-*Pharmakopöe* von 1863–1882 führt die *Schafgarbe* als anerkanntes Heilmittel, welches wegen seiner regelfördernden, tonischen und stimulierenden Eigenschaften empfohlen wurde.

Die Botaniker streiten sich noch immer, ob die *Schafgarbe* in Nordamerika heimisch ist oder von den frühen Siedlern mitgebracht wurde – gewiß ist, daß verschiedene Indianerstämme die medizinischen Eigenschaften der Pflanze gezielt einsetzten. Die Ute benutzten es in Breiumschlägen zur Wundheilung und als Tee gegen Übelkeit; die Meskwakis badeten Hautentzündungen und linderten andere Körperverletzungen mit dem Absud der *Schafgarbe;* die Chickasaws der Südstaaten benutzten die Pflanze zur Linderung von Nackenverkrampfungen, und die

Miami- und Illinois-Stämme nutzten sie schon im 18. Jahrhundert arzneilich.

In Europa dient die *Schafgarbe* noch immer hauptsächlich als Mittel gegen Erkältungen und Fieber sowie als blutreinigende Droge.

Im alten China war die *Schafgarbe* heilig. Wenn man das uralte Wahrsagebuch der Chinesen, das *I Ging* befragte, lieferten mehrmals ausgezählte fünfzig Schafgarben die Antwort.

Schlammaal
Das Fleisch des *Schlammaals* wird bei ausbleibender Regel und zur Linderung der Schmerzen nach der Entbindung gegessen. Seine tonische Eigenschaft ist bei der Behandlung von Rheuma eingesetzt worden.

Schlinglorbeer; *Cassytha filiformis*
Auf der Insel Lifou vor der Küste Neuseelands wurden einige Teile des *Schlinglorbeerbaumes* zur Beschleunigung der Gebärmutterkontraktionen und als menstruationsförderndes Mittel verwendet.

Die Frucht des Baumes wirkt adstringierend. Man nimmt sie vor allem in Medikamenten gegen Augenleiden.

Schneeball, Schwarzer; *Viburnum prunifolium*
Die Rinde des *Schwarzen Schneeballs* wird als hervorragendes Mittel gegen Dysmenorrhöen geschätzt. Die Wurzelrinde wirkt beruhigend, nervenstärkend, krampflösend und als Uterustonikum.

Ein Infus aus der Rinde ist gegen drohende Frühgeburt, ab dem achten Monat, verwendet worden.

Mit dem *Schwarzen Schneeball* wurden außerdem die Schmerzen oder Nachwehenschmerzen gelindert, die nach der Entbindung auftreten können.

Das Infus, welches man zwanzig Minuten ziehen läßt, bereitet man aus 30 g der Wurzelrinde auf einen halben Liter kochenden Wassers. Davon nimmt man einen Teelöffel drei- oder viermal täglich.

Schwarze Taubnessel; *Ballota nigra*
In der Vergangenheit empfahl man die Schwarze Taubnessel gegen Regelstörungen – fehlende Blutungen anzuregen und übermäßige zu stillen.

Das Kraut wurde als krampflösendes und stimulierendes Mittel benutzt, wird aber heutzutage nur noch selten verwendet.

Seerose, Weiße; *Nymphaea odorata*
Ein Infus aus der keimtötenden, adstringierenden und verdauungsfördernden *Weißen Seerose* kann als menstruationsförderndes Mittel benutzt werden und erweist sich auch bei Nierenbeschwerden hilfreich.

Dazu läßt man 30 g der zerkleinerten Wurzel in einem halben Liter kochenden Wassers zwanzig bis dreißig Minuten ziehen. Von diesem Infus trinkt man am besten dreimal täglich ein Glas.

Die *Weiße Seerose* erhielt ihren Namen, wohl wegen ihrer anaphrodisischen Eigenschaften, von den Wassernymphen, d. h. von dem Griechischen *Nymphe,* was Jungfrau bedeutet. Die *Weiße Seerose* symbolisiert von alters her die Reinheit, das Unberührte.

Die Lotusblume, die auch zur Familie der Nymphaea gehört, galt den Ägyptern als heiliges Symbol der Fruchtbarkeit und Unsterblichkeit, das eng mit dem höchsten Gott Osiris und seinem Sohn Horus, dem Licht- und Sonnengott, verbunden war. Zu Ehren des Gottes legte man Lotusblüten auf die Osirisstatuen, der zugleich Gott der Pflanzen und der Erneuerung und Wiedererzeugung war.

Die Lotusblüte ist eines der wichtigsten religiösen Symbole Indiens. Der Legende zufolge entsprang der oft auf einer Lotusblüte thronende Hindugott Brahma, der das Universum erschuf, aus einer Lotusblüte. Im Yoga wird der Zustand geistiger oder heiliger Ekstase – *Samadhi* – von einem tausendblättrigen Lotus symbolisiert. Eine andere indische Legende berichtet, daß der Lotus aufsprang, um Buddhas Geburt anzukündigen. Den chinesischen Buddhisten gelten die Lotusblüten als Fußspuren Buddhas; in ihrem Himmel liegt ein See, in dem unzählige

Lotusse schwimmen. In Persien ist der Lotus ein Sonnensymbol – wie in Ägypten.

Die Maya-Indianer Mexikos und Zentralamerikas sahen in den Seerosen ihrer Gebiete ein heiliges Sinnbild der Erde.

Sesam, Indischer (Vango); *Sesamum indicum*
Chinesische Kräuterkundige betrachten das Dekokt aus dem Blattwerk dieser ölträchtigen Pflanze als ideales Mittel gegen schmerzhafte Regelblutungen.

Die Blüten sollen den Haarwuchs anregen und Warzen sowie andere Hautauswüchse beseitigen.

Sesamöl und *Sesamsamen* besitzen ebenfalls pharmazeutische Eigenschaften.

Shensi-Pflaume (Aprikose, Japanische); *Prunus mume*
Bei starken Regelblutungen soll man die gesalzenen Früchte dieses Baumes essen. Anstelle der Früchte kann man auch die Blätter benutzen.

Die Wurzel wird gegen Erkältungen verschrieben.

Sichelohr (Wundkraut); *Bupleurum falcatum, Bupleurum octoradiatum*
Diese beiden Wundkraut-Arten wachsen in den nördlichen Provinzen Chinas. Mit der Wurzel kann das Ausbleiben des Regelflusses (Amenorrhöe) behandelt werden. Man hat sie außerdem bei Brustentzündungen, Erkältungen, Husten, Muskelschmerzen und Krämpfen erfolgreich eingesetzt.

Die jungen Sprossen werden zuweilen als Gemüse verzehrt.

Skarabäuslarven, Chinesischer Name: *Ch'i Ta'o;* koreanischer Name: *Chai chyo*
Im Fernen Osten benutzt man die Larven des Mistkäfers bei ausbleibender Periode, als milchaustreibendes Mittel und um kurz nach der Entbindung zugezogenen Erkältungen entgegenzuwirken. Die angebrannten und pulverisierten Larven werden medizinisch vielfach verwendet.

Mit Wein vermischt, soll das Larvenpulver bei Alkoholgefährdeten und Alkoholikern eine lebenslange Abscheu gegen Weinbrand und ähnliche Getränke auslösen.

Spindelstrauch; *Euonymus thunbergianus*
Ein Dekokt aus den Zweigen dieses chinesischen Bergstrauches, die schmerzlindernd sein sollen, diente zur Behandlung menstrueller und nachgeburtlicher Blutungen.

Stechwinde; *Smilax china*
Das Dekokt aus der Wurzel der *chinesischen Stechwinde* wird von Kräuterkundlern als Mittel gegen starke Regelblutungen, allgemeine Schwächezustände, Erkältungen und als harntreibendes Mittel verschrieben.

Die Wurzel der *Smilax china* ist *nicht* mit der China-Wurzel zu verwechseln, welche von der *Smilax pseudo-china* und der *Pachyma cocos* stammt. Sie kräftigt den Körper und hilft bei Syphilis-Beschwerden.

Stockrose; *Althaea rosea*
In China werden die Samen, Sprossen und die Wurzeln dieser auch seit dem 16. Jahrhundert in Europa angebauten beliebten Gartenpflanze zur Linderung der Geburtsschmerzen gegeben. Die Pflanze wird auch bei schmerzhaften Menstruationen verwendet.

Der englische Arzt und Astrologe Culpeper verschrieb die *Stockrose* im 17. Jahrh., um Fehlgeburten zu verhüten.

Chinesische Kräuterkundler schreiben der *Stockrose* tonische und harntreibende Eigenschaften zu. Äußerlich als Packung angewandt, heilt die Pflanze Hautgeschwüre und wirkt beruhigend auf schmerzende Insektenstiche.

Sumpfkiefer; *Pinus palustris*
Die langnadlige Kiefer wächst reichlich im Süden der Vereinigten Staaten von Virginia bis Florida.

Das von dieser Kiefernart gesammelte Terpentin wird als menstruationsförderndes Mittel benutzt.

Terpentinöl ist nützlich bei Koliken und ein probates Mittel gegen Bandwürmer. Nierenerkrankungen können mit dem Terpentinharz behandelt werden.

Süßholzstrauch, Nordamerikanischer und **Wilder;** *Glycyrrhiza lepidota*

Ein Dekokt aus den Wurzeln dieser nordamerikanischen Pflanze wird mitunter zur Behandlung von ausbleibender oder schmerzhafter Menstruation benutzt. Es soll auch die restlose Ausstoßung der Nachgeburt sichern. Die frühen amerikanischen Siedler nahmen die Wurzel gern als verdauungsförderndes Mittel, das sich auch bei Arthritis, Rheumatismus und Magengeschwüren bewährte.

Tenerium; *Tenerium stoloniferum*

Mit dem Infus aus den Stengeln und Blütenähren von *Tenerium* hat man Menstruationsbeschwerden, Kopfschmerzen und Verdauungsstörungen behandelt.

Teufelsabbiß; *Scabiosa succisa*

Der Teufelsabbiß, den man auch als *Sternwurz* kennt, wurde gegen Frauenleiden benutzt. Das Infus wird aus der ganzen Pflanze bereitet.

Der *Teufelsabbiß* erwies sich außerdem hilfreich bei Husten, Fieber und inneren Krankheiten. Es wirkt auch schweißtreibend.

Das Infus bereitet man aus 30 g des geschnittenen Krautes auf einen halben Liter kochendes Wasser. Man läßt die Flüssigkeit zwanzig Minuten ziehen und seiht sie dann ab. Davon trinkt man nach Belieben ein Glas.

Tigerdistel; *Cnicus spicatus*

Die chinesischen Kräuterkundler bereiten ein Infus aus der Knollenwurzel oder den Blättern der *Tigerdistel,* um menstruelle Schwierigkeiten und Gebärmutterentzündungen zu lindern.

Das Infus besitzt harntreibende Eigenschaften.

Trichosanthes; *Trichosanthes multiloba*

Die mehrjährige *Tricosanthes-Wurzel* muß im Herbst ausgegraben werden. Die Pflanze wird gegen ausbleibende Regelblutungen verwendet.

Die Pflanze hat sich auch bei der Behandlung von Abszessen und Gelbsucht bewährt.

Der Stengel und die Blätter können bei fiebrigen Krankheiten eingesetzt werden.

Trompetenbaum; *Bignonia grandiflora*
Die Blüten des *Trompetenbaumes* oder *chinesischen Bignonie* werden üblicherweise gegen Menstruationsbeschwerden verschrieben, dienen als Infus, aber auch zur Behandlung von Fieber.

Obwohl Blätter, Stengel und die Wurzel arzneilich genutzt werden, sind sie wirkungsärmer als die Blüten.

Tüpelfarn, Gerader; *Polypodium lineare*
Diese chinesische Pflanze hat sich bei der Behandlung zu starker Menstruationen bewährt. Sie kann ferner bei Nierengries und Beschwerden der Harnwege behilflich sein. Man spricht ihr tonische und harntreibende Eigenschaften zu.

Venushaar; *Adiantum capillus-veneris*
Dieser hübsche zarte Farn ist in Afghanistan, im Himalaya und in Iran heimisch, wächst aber auch reichlich in Südeuropa, Ungarn und den südwestlichen bis westlichen Staaten Nordamerikas.

Wegen der schmerzlindernden und tonischen Eigenschaften der Pflanze hat man den aus der Wurzel und Blättern bereiteten Tee gegen Menstruationsschmerzen, Husten und Atembeschwerden verwendet.

Wacholder, Virginischer; *Juniperus virginiana*
Der Virginische Wacholder, den man auch *Rote Zeder* nennt, trägt Beeren mit regelfördernder Eigenschaft. Sowohl die Blätter als auch die Beeren wirken harntreibend.

Die Blätter und Zweige einer anderen *Wacholder-Art (Juniperus macropoda)* sollen, wenn man sie verbrennt und den mit einem Tuch über dem Kopf eingefangenen Rauch inhaliert, eine leicht psychedelische Reaktion auslösen. Diese Teile der Pflanze enthalten Sugiol, Nonacosànol und noch eine ganze Zahl anderer Wirkstoffe. Der psychotrope Stoff konnte bisher nicht isoliert werden.

Der Tee aus den gekochten Blättern des *Virginischen Wacholders* wurde als regelförderndes, schweißtreibendes und hustenreizstillendes Mittel verwendet.

Vorsicht! Der durch das Wacholderöl eingeleitete Schwangerschaftsabbruch bewirkt für die Mutter einen meist tödlichen Ausgang. Man sollte es auf keinen Fall zu diesem Zwecke benutzen.

Bei Hautausschlägen hat man mit der äußerlich angewendeten Wurzelabkochung gute Erfolge erzielt.

Wald-Ehrenpreis; *Veronica officinalis*
Dieses europäische Kraut kann zur Behandlung ausbleibender Regelblutungen benutzt werden.

In Wales wird das Infus aus den getrockneten Blättern gern als Mittel gegen Hautkrankheiten und zur Wundheilung verwendet. Man nimmt es zuweilen auch gegen Sinusitis (Stirnhöhlenentzündung).

Wanzenkraut; *Cimicifuga racemosa*
(Klapperschlangenkraut); *Caulophyllum thalictroides*
Das *Wanzenkraut*, das man auch *Squaw*- oder, in älteren deutschen Texten, *Frauenwurz* nennt, ist in Kanada und in den Vereinigten Staaten heimisch. Das Rhizom wird als menstruationsförderndes Mittel benutzt.

Wanzenkraut wird auch bei Keuchhusten und anderen hartnäckigen Hustenarten, zur Linderung von Gelenksentzündungen (Rheumatismus) und als schweißtreibendes Mittel benutzt.

300 mg des pulverisierten Rhizoms/der Wurzel stellen eine Dosis dar.

Das ebenfalls in Nordamerika heimische *Klapperschlangenkraut* wird in der Kräuterheilkunde als menstruationsförderndes Mittel gebraucht. Indianerfrauen benutzten es zu diesem Zweck sowie zur Beschleunigung der Geburt.

Wasserpfeffer; *Polygonum hydropiper*
Man kann die getrockneten Blätter oder gar die ganze Pflanze als regelförderndes Mittel und zur Behandlung von ausbleibender oder schmerzhafter Periode verwenden.

Die in Europa weitverbreitete Pflanze wirkt stimulierend und harntreibend. 30 g getrocknetes Kraut auf einen halben Liter kochendes Wasser, das man zwanzig Minuten ziehen läßt, ergeben das Infus, von dem man dreimal täglich ein Glas trinkt.

Wegerich, Großer; *Plantago major*
In England nannte man die Pflanze früher »Waybroad«, was so viel bedeutet wie »Brot der Wege«, weil sie am Wegrand wächst. Darauf weist auch ihr wissenschaftlicher Name: »Planta« bedeutet auf Latein Fußsohle, d. h. dort, wo die Füße hintreten.

Ein Infus aus 30 g der Blätter auf einen halben Liter Wasser, das man zwanzig Minuten ziehen läßt, wirkt menstruationsfördernd. Man trinkt jeweils ein Glas davon. Man hat die Pflanze mit viel Erfolg gegen Amenorrhöe, Nierenbeschwerden und Wassersucht verwendet.

Die nordamerikanischen Indianer schätzten die pharmazeutischen Eigenschaften des *Großen Wegerich* und legten die frischen Blätter auf Wunden, um Blutungen zu stillen, auf Entzündungen und Geschwüre und auf Verbrennungen.

Eine alte griechisch-römische Legende berichtet von einem Mädchen, das so lange am Straßenrand vergeblich auf die Rückkehr des Geliebten wartete, bis sie sich schließlich in einen Wegerich verwandelte. An diese Legende erinnert einer seiner weiteren Namen: *»Straßenbraut«*. In der christlichen Kunst des Mittelalters symbolisiert der *Wegerich* die Menschenmassen, die zu Christus strömten.

Wolfsmilch, Spring-; *Euphorbia lathyris*
Die Samen der *Spring-Wolfsmilch* wirken menstruationsfördernd. Sowohl die Samen als auch die Wurzel können als Abführmittel benutzt werden.

Zedernbaum; *Cedrela sinensis*
Die Innenrinde des Stammes und der Wurzel des orientalischen *Zedernbaumes* werden bei übermäßigem Regelfluß und bei Blutungen nach der Geburt eingesetzt.

Im Frühjahr kann man die jungen Blätter ernten und als Gemüse essen.

Zehrwurz, Stinkende; *Symplocarpus foetidus*
Die getrocknete und pulverisierte Wurzel dieser leicht narkotischen und übelstinkenden Pflanze wurde als regelförderndes Mittel benutzt. Mit der Wurzel behandelte man ferner Rheumatismus, Stirnhöhlenentzündungen, Asthma und Hysterie.

Die Menominee-Indianer benutzten Breiumschläge aus den Blättern und der Wurzel gegen Entzündungen und Geschwülste. Verschiedene Indianerstämme – darunter die Sioux, Winnebago, Micmac und Kwakiutl – verwendeten die Pflanze sowohl innerlich als auch äußerlich.

In den Jahren zwischen 1820–1882 führte die U.S.-*Pharmakopöe* die Wurzel und das Rhizom als offizielles Mittel gegen Atembeschwerden, Rheumatismus und nervöse Leiden.

Zypresse, Nordamerikanische; *Cupressus arizonica*
Die Frauen nordamerikanischer Indianerstämme atmeten einst die Dämpfe der verbrennenden *Zypressenblätter* ein, um die Geburt zu erleichtern und die Nachgeburtskontraktionen anzuregen.

Die Indianer zerstießen auch die Blätter und legten sie äußerlich bei Geschwüren, Bandwurm und Tumoren auf. Wegen ihres adstringierenden Effektes legten sie gebackene *Zypressenstämme* auf schwer verbrannte Körperstellen.

Die Zapfen dieses immergrünen Baumes liefern, falls man sie einige Minuten in Wasser kocht, einen Absud, der menstruelle Unregelmäßigkeiten beseitigen kann.

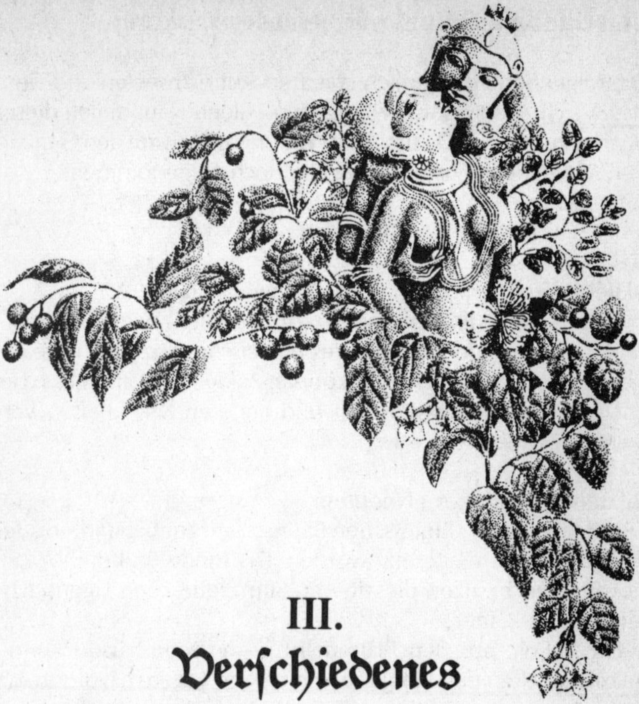

III.
Verschiedenes

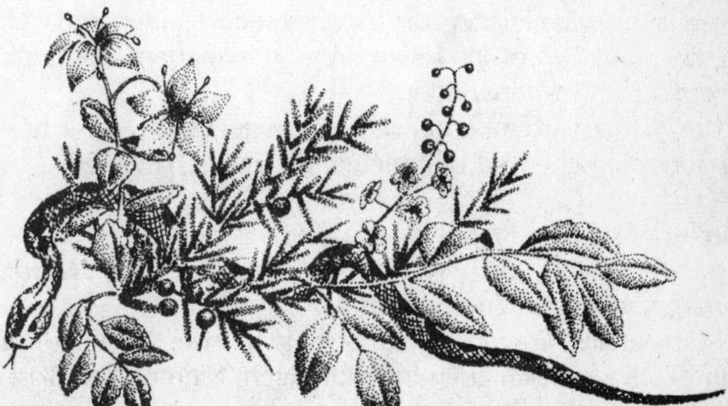

Verschiedene Mittel mit genitaler Wirkung

Die folgenden Pflanzen, chemischen Stoffe, Insekten und Tiere lassen sich nicht ohne weiteres den beiden Hauptteilen dieses Buches zuordnen. Da sich ihre Wirkung jedoch auf den Genitalbereich erstreckt, habe ich sie dennoch aufgenommen.

Aal

Viele Aalarten enthalten große Mengen Vitamin A.

In der ayurvedischen *Pharmakopöe* Indiens wird schwangeren Frauen von dem Genuß des *Aalfleisches* abgeraten, weil es dem Ungeborenen schaden könnte. *Aalfleisch* ist arzneilich bei Entzündungen, Schwindsucht und anderen Krankheiten verwendet worden.

Ailanthus; *Ailanthus glandulosa*

Die Blätter dieses chinesischen Baumes sind zur Behandlung der Spermatorrhöe eingesetzt worden. Die Rinde und die Wurzel des Baumes besitzen dieselben pharmazeutischen Eigenschaften wie die Blätter.

Ein Dekokt aus den Blättern ist gegen Menstruationsunregelmäßigkeiten und Lungenbeschwerden gegeben worden. Ein Spülwasser aus den Blättern soll den Haarwuchs anregen.

Allium; *Allium odorosa*

Diese lauchartige Pflanze, die in Mongolien, Sibirien und China heimisch ist, wird in Fällen von krankhaftem Samenfluß (Spermatorrhöe) verwendet.

Die Pflanze wird mitunter als Gemüse gegessen. Man schreibt ihr auch tonische und blutreinigende Eigenschaften zu.

Bärentraube; *Arctostaphylos uva-ursi*

Die *Bärentraube,* auch *Wolfs-* und *Moosbeere* oder *Harnblatt* genannt, wächst in Europa und Nordamerika.

Man hat die *Bärentraube* zur Behandlung der Spermatorrhöe benutzt. Sie hat sich auch bei Blutungen, Nieren- und Blasenbeschwerden bewährt.

Basilikum; *Ocimum basilicum*
Diese bekannte Gewürzpflanze gehört zu der Familie der Minzen.

Der Tee aus den Blättern des *Basilikums* soll bei ausbleibender Regelblutung helfen, die Nerven beruhigen und auch stimulieren. In einigen Ländern hat man den frischen Saft aus den Blättern dieses Gewürzes als wurmtreibendes Mittel benutzt. In Italien hängen einige Männer noch immer dem Glauben an, *Basilikum* könne das männliche Geschlechtsorgan vergrößern. Die Haitianer behaupten, es könne die Sinnlichkeit steigern, und in Indien hat man zum Schutze immer einen Vorrat des Krautes im Hause. Die Pflanze ist Vishnu und Krishna heilig, und wenn einem gestorbenen Hindu vor dem Begräbnis ein Basilikumblatt auf die Brust gelegt wird, so bedeutet dies, daß ihm der »Weg ins Paradies« offensteht.

Bienenlarven – ein kräftigendes Mittel
Die Larven einiger Bienenarten werden in China als Mittel gegen übermäßige Harnaustreibung (Diurese), als milchtreibendes Medikament, zur Linderung von Kopfschmerzen und zur allgemeinen Kräftigung verwendet.

Im 17. Jahrhundert verschrieb man *Bienenlarven* – meist in Kombination mit anderen Medikamenten – gegen Krebsgeschwüre, Augenleiden und Erkrankungen der Harnwege. Mit Honig vermischt, rieb man die gebackenen und pulverisierten *Bienenlarven* auf die Kopfhaut, um den Haarausfall zu verhindern.

Boehmeria; *Boehmeria nivea*
Seit alters her kennt man die *Boehmeria*, ein tropisches Nesselgewächs, als Stoffpflanze. In China werden die daraus gewebten Kleider oft und gern getragen.

In medizinischer Anwendung hat sich die *Boehmeria* vor allem als ein die Gebärmutter beruhigendes und einen Abgang verhinderndes Mittel bewährt.

Sowohl die Wurzel als auch die Blätter können zur Wundbehandlung sowie gegen Schlangenbisse und Insektenstiche benutzt werden.

Buchu; *Barosma betulina*
Der Aufguß der Blätter dieser afrikanischen Pflanze kann zur Behandlung von Spermatorrhöe und anderen Krankheiten der Geschlechtsorgane sowie in Fällen von Blasenbeschwerden verwendet werden.

Normalerweise benutzt man 30 g der Blätter, die man zwanzig Minuten lang in kochend heißem Wasser ziehen läßt. Davon nimmt man drei- oder viermal täglich ein Glas voll.

Diptam; *Dictamnus albus*
Die orientalische Medizin hat die Wurzel von *Dictamnus albus* zur Behandlung von Beschwerden nach der Entbindung verwendet. Sie soll tonische, beruhigende und hustenreizlindernde Eigenschaften besitzen.

Einhornwurzel, Echte; *Aletris farinosa*
Das pulverisierte Rhizom der *Echten Einhornwurzel* soll als allgemeines Frauentonikum von großem Wert sein. Es wirkt stärkend in Fällen weiblicher Erschöpfungszustände.

Die normale Dosierung ist 30 mg–120 mg des Pulvers.

Esche, Asiatische; *Fraxinus pubinervus*
Die Rinde dieser *Asiatischen Eschen-Art* soll auf das Genital- und Harnsystem tonisch wirken.

Medizinisch soll es unter anderem sehr erfolgreich bei der Behandlung entzündeter Augen eingesetzt werden können. Es ist stark adstringierend.

Funkia; *Funkia subcordata*
Der Wurzelsaft dieser chinesischen Kulturpflanze wurde in den ersten Stadien drohender Fehlgeburt verschrieben; und zur Behandlung einer Kantharidinvergiftung benutzt. Er besitzt leichte schmerzstillende Eigenschaften.

Gallapfel; *Galla spp.*
Die Chinesen benutzen die pulverisierten *Galläpfel* zur Behandlung von Spermatorrhöe.

Hartriegel, Chinesischer; *Cornus macrophylla*
Der rötliche Saft des *Chinesischen Hartriegels* wird zur Beruhigung der Gebärmutter und als schmerzlinderndes Mittel verschrieben. Es soll dem Körper außerdem wichtige Nährstoffe liefern.

Hau-kae-kae; *Hibiscus tiliaceus*
In tropischen Ländern wird die Innenrinde des *Hau-kae-kae-Baumes* abgekratzt und mit einem halben Liter Wasser gemischt. Diese eher schleimige Mischung wird der Gebärenden vor oder während der Geburtswehen gereicht.

Die jungen Sprossen und Knospen des Baumes wirken expektorierend und heilend bei Halsbeschwerden.

Higueron; *Ficus padifolio*
Die Blätter dieses Feigengewächses werden von den Mexikanerinnen als bewährtes Mittel gegen Blutungen während der Wechseljahre geschätzt.

Gewöhnlich wird ein Glas des Blätterdekoktes genommen, doch im Falle von Hämorrhagien empfiehlt man, auch eine innere Dusche mit dem Dekokt zu machen. Die Behandlung stammt von den Huasteca-Indianern, einem kulturell sehr entwickelten Stamm, der im San Luis Potosi Gebiet angesiedelt ist.

Hortensie, Glatte; *Hydrangea arborescens*
Die Indianer Nordamerikas benutzten ein Dekokt aus der Wurzel der *Glatten Hortensie* (die man auch *Wilde Hortensie* nennt), um die Alpträume von Frauen mit schwierigem Regelfluß zu beseitigen.

Zur Zeit der Siedler benutzte man die Wurzel und das Rhizom als Tonikum und Mittel gegen Nierensteine.

Hoja Santa, *Piper sanctum*
In einigen mexikanischen Familien wird die Wurzel des *Heiligen Pfeffers* als Hauptingredienz eines medizinischen Bades benutzt, das die Mutter nach der Niederkunft nimmt.

Ixora; *Ixora stricta*
Die Samen von *Ixora stricta* werden in der chinesischen Kräuterheilkunde arzneilich genutzt. Ein Dekokt soll schmerzlindernd und auf die Gebärmutter beruhigend wirken.

Jasmin; *Gelsemium sempervirens*
Dieser gelbblühende *Jasmin* wächst im Süden der Vereinigten Staaten.

Die Wurzel wurde zur Behandlung von weiblichen Beckenbeschwerden benutzt. Sie wirkt beruhigend bei Irritationen und nervöser Verspanntheit und selbst als leichtes Schlafmittel bei Schlafstörungen, Nervenentzündungen und Zahnschmerzen.

Karde, Asiatische; *Dipsacus japonicus*
Die Wurzel der Asiatischen Karde ist ein chinesisches Naturheilmittel, welches zur Behandlung von Dysmenorrhöe, bei drohender Fehlgeburt und Beschwerden nach der Entbindung verwendet wird.

Der distelartigen Pflanze werden ferner tonische Eigenschaften bei allgemeinen Schwächezuständen, bei der Heilung von Wunden, Geschwüren, Bänderrissen und vielen anderen Körperleiden zugeschrieben.

Kerrie; *Kerrie japonica*
Diese Pflanze wird wegen ihrer wunderschönen goldenfarbigen Blüte als Gartenzierde geschätzt. Arzneilich dient sie zur Behandlung verschiedener Frauenleiden.

Klapperschlangenkraut; *Chamaelirium luteum*
Die ersten amerikanischen Siedler benutzten die pulverisierte Wurzel des *Klapperschlangenkrautes,* einem nordamerikanischen Liliengewächs, um Gebärmutterleiden zu beheben.

Indianerfrauen kauten die Wurzel, um sich vor einer Fehlgeburt zu schützen, und um den Hustenreiz zu lindern. Man benutzte sie ferner zur Behandlung von Depressionen und Koliken – als Schmerzmittel.

Kohekohe; *Dysoxylum spectabile*
Die *Kohekohe-Zeder* ist ein schöngewachsener, in Neuseeland heimischer Baum. Die Maoris machten ein Infus aus den Blättern, die sie mit kochendem Wasser mischten. Die Flüssigkeit diente dann zur Behandlung gewisser Frauenleiden und von Lungenbeschwerden.

Kreuzblume; *Polygala reinii, Polygala sibirica*
Polygala reinii ist ein Wintergrünstrauch. Die Wurzel dient zur Behandlung von Spermatorrhöe.

Die Pflanze wirkt tonisch und kräftigend auf Knochen und Sehnen.

Mit dem Infus aus den Blättern von *Polygala sibirica* behandelt man Spermatorrhöe.

Im Fernen Osten vertritt man die Meinung, die Wurzel verleihe jedem, der sie ißt, besondere geistige Kräfte, indem sie sein Gedächtnis stärke und seinen Verstand schärfe. Man benutzt die Pflanze außerdem, um Husten, Hysterie und andere Krankheiten zu behandeln.

Krokodilsmark – eine Geburtshilfe
Dieses tierische Medikament wurde von den Chinesen bei schwierigen Geburten, Hautleiden, Muskelschmerzen und selbst als Haartonikum benutzt.

Krötenleber
Krötenleber soll der Gebärenden nach der Niederkunft besonders guttun. Man verwendet sie, um einer Auszehrung vorzubeugen und sie soll als allgemeines Tonikum wirken.

Die alten Griechen, Römer und die Araber benutzten verschiedene Teile der Kröte medizinisch. Eine Angewohnheit, die später in die abendländische Medizin einging. Die Erwähnung der arzneilichen Eigenschaften der Kröte wurde erst im 19. Jahrhundert aus der englischen *Pharmakopöe* und anderer Medizintextbücher verbannt.

Madonnenlilie; *Lilium candidum*
Ein Dekokt aus den Knollenwurzeln der *Madonnenlilie* kann bei gewissen Frauenbeschwerden helfen. Zur Vorbereitung des

Dekokts benutzt man 30 g der Knollenwurzel, die man kleingeschnitten hat, auf einen halben Liter kochendes Wasser, was man zwanzig Minuten ziehen läßt. Die Dosis ist ein Glas voll.

Madonnenlilien besitzen adstringierende, lindernde und schleimlösende Eigenschaften.

Maisseide; *Zea mays*
Medizinisch genutzt wird der die Maiskolbe umgebende Schopf seidiger Fäden, der wie ein Bart an der Kolbenspitze unter den Deckblättern hervorschaut. Die aufgebrühte frische oder getrocknete Seide kann zur Behandlung der entzündeten Vorsteherdrüse (Prostata) und gewisser Nierenleiden verwendet werden.

Dieses Nebenprodukt der geschälten Maiskolben wirkt beruhigend, blutreinigend und harntreibend.

Schneeball, Nacktblütiger; *Viburnum nudum*
Dieser hohe Strauch wächst im Osten und Süden der Vereinigten Staaten. Ein Infus aus der Wurzel- oder Stammesrinde soll tonisch wirken und wird als Heilmittel bei Gebärmutterbeschwerden gebraucht.

Narzisse; *Narcissus tazetta*
Die Zwiebel dieser Pflanze wird in China gegen verschiedene Frauenleiden benutzt.

Nikau; *Rhopalostylis sapida*
Der Saft dieser neuseeländischen Palme dient den Maorifrauen zur Linderung der Geburtsschmerzen. Um den Pelvismuskel zu entspannen, essen Schwangere das Palmmark.

Die mittlere Palmensprosse wurde von Kapitän Cook bei seiner ersten Reise nach Neuseeland als grünes Gemüse gegessen.

Oecoeoclades; *Oecoeoclades falcata*
Die *Oecoeoclades* wächst und gedeiht mit reiner Luft als Nahrung. Die Chinesen stecken diese Pflanze aus der Familie der Orchideen in Bambuskörbe, die sie von den Dächertraufen

ihrer Häuser herunterhängen lassen. Man glaubte, daß die Pflanze, falls man sie in das Zimmer einer Gebärenden hängte, die Geburtswehen einleiten und beschleunigen könne.

Patrinia; *Patrinia scabiosaefolia*
Die Wurzel der *Patrinia scabiosaefolia* wirkt schmerzlindernd. Sie wurde zur Linderung der Schmerzen nach der Geburt oder gegen andere Beschwerden der Gebärenden verschrieben.

Perilla; *Perilla ocimoides*
In der chinesischen Kräuterheilkunde werden die Samen der *Perilla* gegen Spermatorrhöe, aber auch gegen Rheumatismus, Asthma und hartnäckigen Husten verschrieben.

Pfeffer, Japanischer; *Zanthoxylum piperitum*
In der chinesischen Medizin hat man die Fruchtblätter der Blüten von *Zanthoxylum* zur Behandlung von Spermatorrhöe und als milchtreibendes Mittel benutzt.

Über längere Zeit genommen, soll diese Pflanze jedoch für die Blutgefäße schädlich sein und auch das Denkvermögen beeinträchtigen.

Die Samen, die harntreibend wirken, werden bei Asthma, Nieren- und Blasenproblemen sowie Wassersucht gebraucht.

Pfingstrose, Weiße; *Paeonia albiflora*
Die Chinesen schreiben dieser Pflanze heilende Eigenschaften bei Schwangerschaftsbeschwerden und Geburtskomplikationen zu.

Phaseolus; *Phaseolus radiatus*
In China werden die Sprossen dieses Bohnengewächses bei drohenden Fehlgeburten benutzt, die entweder durch einen Unfall oder durch die natürliche Disposition der Frau zum Abbruch ausgelöst wird.

Die Blätter der Pflanze werden als Infus bei Fieber und Beschwerden der Harnwege, schwierigen Geburten und Komplikationen nach der Entbindung gegeben.

Physalis oder Lampionblume; *Physalis angulata*
Physalis, die in China als Unkraut vorkommt, ähnelt äußerlich dem schwarzen Nachtschatten.

Die Samen sind zur Einleitung verfrühter Geburtswehen benutzt worden. Samen und alle anderen Teile der Pflanze wirken harntreibend und expektorierend.

Pohe-Pohe; *Hydrocotyle poltata*
In Hawaii wurden die Blätter von *Pohe-Pohe* zur Behandlung allgemeiner Erschöpfungszustände und gewisser Beschwerden der Geschlechtsorgane benutzt.

Pythonfett
In einigen asiatischen Ländern kann man *Pythonfettkügelchen* gegen Schmerzen nach der Entbindung, Fieberbläschen und andere Beschwerden kaufen.

Zuweilen wird die ganze Riesenschlange zu Heilzwecken verarbeitet, doch ist die arzneiliche Nützlichkeit des Fettes des Reptils beschränkt.

Rebhuhnbeere; *Mitchella repens*
Diese Pflanze wächst vor allem im Osten und Süden der Vereinigten Staaten. Ein Tee, der aus der ganzen Pflanze bereitet wird, wurde als Geburtshilfe, als Schlafmittel und harntreibendes Medikament gegeben.

Schilf; *Phragmites communis*
Paare, die ihre sexuelle Beziehung verbessern wollten, fanden die Wurzel dieses orientalischen Schilfgewächses äußerst hilfreich dabei. Alle Teile dieser Pflanze besitzen arzneiliche Eigenschaften.

Schlafmohn; *Papaver somniferum*
Diese alte Heilpflanze, die zugleich auch Quelle des Rohopiums ist, wurde in der chinesischen Kräuterheilkunde zur Behandlung verschiedener Krankheiten, darunter Spermatorrhöe, Husten, Durchfall, Ruhr, Ausfluß und ganz allgemein als Schmerzmittel benutzt.

Früher benutzte man sowohl die jungen Pflanzen als auch die Samen, wobei diese als Mittel gegen Übelkeit, Erbrechen und Fieber galten. Mohnsamenöl wurden auch arzneiliche Eigenschaften zugesprochen.

Schlangenhaut

Die abgestreiften Häute verschiedener Schlangenarten – Kobra, Viper, Giftnattern, Brillenschlangen usw. – werden auf Felsen und Bäumen oder in den Schlangennestern gesucht und gesammelt. Man weicht sie in Essig auf, nimmt sie nach einer Weile heraus und erhitzt sie, bis sie ausgetrocknet sind, und zerstößt sie dann zu Pulver. Manchmal röstet man sie auch vor der Verarbeitung zu Pulver. Als Pulver werden sie gereicht, um eine schwierige Niederkunft zu erleichtern und um den Fötus zu beruhigen.

Die getrocknete und pulverisierte Schlangenhaut besitzt noch andere arzneiliche Eigenschaften – man behandelt damit Ohrenschmerzen, Hornhautgeschwüre und Hämorrhoiden.

Schnurbaum; *Sophora japonica*

Die Hülsenfrüchte dieses in Ostasien weitverbreiteten Baumes werden bei komplizierten Geburten, drohender Fehlgeburt und zur Erhaltung der Jugend benutzt.

Die grünlich-gelben Blüten dienen als Mittel gegen Menorrhagie. Die Blätter werden zur Behandlung von Komplikationen nach der Entbindung und als Lotion gegen Hautkrankheiten verwendet.

Schwertlilie; *Iris ensata*

Die Frucht dieser orientalischen Pflanze wird mitunter zur Linderung von Beschwerden nach der Niederkunft, gegen Fieber, Rheuma und Hämorrhagien benutzt.

Da die Wurzel dieser Pflanze lang und faserig ist, wird sie zu Besen und Bürsten verarbeitet.

Seeskorpion, Stachliger

Das Fleisch des *Stachligen Seeskorpions,* den man in China *jou* nennt, wirkt beruhigend auf das ungeborene Kind, tonisch auf die Gedärme und besitzt noch andere arzneiliche Eigenschaften.

In ausreichender Dosierung genommen, soll er die Körpermuskulatur und die Knochenstruktur kräftigen. Die medizinische Wirkung des Fisches kann verstärkt werden, wenn man ihn einlegt.

Sojabohne; *Glycine hispida*
Die schwarze *Sojabohne,* die fast immer in Kombination mit anderen Drogen benutzt wird und in der chinesischen Medizin eine hervorragende Stelle einnimmt, wird oft bei sexuellen Unregelmäßigkeiten und Komplikationen nach der Entbindung verschrieben.

Doch es ist nicht auszuschließen, daß die anderen Drogen, welche in den Kombinationspräparaten vorkommen, die eigentliche heilende Wirkung ausüben und nicht die schwarze Sojabohne.

Spierstaude, Filzige; *Spiraea tormentosa*
Die *Filzige Spierstaude* wächst vor allem im Süden der Vereinigten Staaten. Die Siedler und die amerikanischen Indianer bereiteten einen Tee aus den Blättern und Blüten der Staude, der während der Schwangerschaft und zur Geburtserleichterung getrunken wurde.

Noch heute wird in dem ländlichen Gebiet des Appalachengebirges ein ähnliches Getränk bei Verdauungsstörungen gereicht. Ein Umschlag aus den Blättern und der Rinde der *Filzigen Spierstaude* heilt Geschwüre und Tumore.

Stachel-Seerose; *Euryale ferox*
Alle Teile dieser alten chinesischen Heilpflanze werden zur Behandlung der Spermatorrhöe vorgeschrieben. Die *Stachel-Seerose* soll tonische, adstringierende und entstopfende Eigenschaften haben.

Die Samen, Stengel und das Rhizom werden wegen des großen Stärkegehalts oft als Lebensmittel gebraucht.

Storchschnabel, Nordamerikanischer; *Geranium maculatum*
Die Wurzel des *Nordamerikanischen Storchschnabels* besitzt adstringierende Eigenschaften. Man benutzt eine Abkochung aus der Wurzel als Intimdusche, mitunter vor dem Sexualverkehr.

T'ui; *Leonurus macranthus*
In der chinesischen Heilpraxis werden *T'ui-Sprossen* zur Belebung des Blutes und zur Behandlung von Komplikationen nach der Geburt verwendet. Man kann sie auch als Gemüse genießen.

Typha; *Typha orientalis*
Typha orientalis ist eine asiatische Rohrkolbenart, die der europäischen *Typha latifolia* sehr ähnlich ist.

Der gelbe Pollen der Pflanze ist benutzt worden, um Blutungen nach der Geburt zu stillen. Es bewährt sich auch als Beruhigungs-, blutstillendes und adstringierendes Mittel.

Die Wurzel, das Rhizom und der Stamm besitzen arzneiliche Eigenschaften. Die jungen Sprossen werden sauer eingelegt und als Würze zum Essen gereicht. Das Mark dieser Pflanze wird roh, mitunter in Essig eingelegt, gegessen.

Wacholder, Gemeiner; *Juniperis communis*
Ein Tee aus den Beeren des *Wacholders* kann bei Spermatorrhöe von Nutzen sein. Ein Infus bereitet man aus 30 g Beeren auf einen halben Liter kochenden Wassers, das man zwanzig Minuten ziehen läßt und dann abseiht. Von diesem Infus trinkt man gelegentlich ein Glas voll.

Wacholderbeeren wirken stimulierend und harntreibend. Sie werden seit langem zur Behandlung der verschiedensten Nierenbeschwerden benutzt.

Wanzenkraut, Nordamerikanisches; *Cimicifuga americana*
Mit dem *Nordamerikanischen Wanzenkraut* hat man zuweilen eine Linderung der Geburtsschmerzen erreichen können.

Die Wurzel dieser Pflanze, die im Osten und Süden der Vereinigten Staaten heimisch ist, erweist sich als probates Mittel gegen Rheumatismen und Hysterie. Vor hundert Jahren diente das Wurzeldekokt zur Behandlung von Hautentzündungen (Dermatitis).

Wasserdost, Roter; *Eupatorium purpureum*
Ein Dekokt aus den Wurzeln des *Roten Wasserdost* kann gegen Frauenleiden verschrieben werden.

Amerikanische Pioniere lernten von den Indianern, daß die ganze Pflanze gegen Fieber und Blasenleiden nützlich sei. Man benutzte die Pflanze häufig als schweißtreibendes Mittel.

Wasserwinde; *Ipomea aquatica*
Die *Wasserwinde* wächst neben oder direkt auf dem Wasser. Sie wird bei schwierigen Geburten empfohlen.

Diese Winde wird in China als Gartengemüse angebaut.

Wiesenknopf; *Poterium officinale*
Es handelt sich hierbei um die chinesische Art dieser Pflanze, die man zur Linderung der Beschwerden nach der Geburt einsetzen konnte wegen ihrer schmerzstillenden Eigenschaften.

Poterium officinale wurde bei Hautleiden, Hämorrhagien und verschiedenen Körperdisfunktionen verschrieben.

Mit den Blättern kann man einen Tee bereiten, der fiebersenkend wirkt.

Wilde Amerikanische Schwarze Kirsche; *Prunus serotina*
Ein Tee aus der Rinde des *Schwarzen-Kirschen-Baumes* wurde benutzt, um die Geburtsschmerzen zu lindern.

In den Appalachenbergen Nordamerikas wird dieser Tee außerdem als Mittel gegen Erkältungen, Husten und Windpocken benutzt. Zuweilen dient er auch, um Schmerzen und Muskelirritationen zu behandeln.

Wilder Hopfen
In China und Japan wird der gemeine *Wilde Hopfen* als Tonikum für die Geschlechtsorgane und Harnwege betrachtet; man verschreibt den Hopfen auch gegen Spermatorrhöe.

Würg-Kirsche; *Prunus virginiana*
Die Rinde des *Würg-Kirschen-Baumes* wirkt leicht narkotisch. Die Frauen nordamerikanischer Indianerstämme tranken ein warmes Infus, um die Geburtsschmerzen zu lindern.

Ein Infus aus der Wurzelrinde ist als Beruhigungsmittel benutzt worden und die ersten Siedler der nordamerikanischen Kolonien verwendeten die Rinde gegen Fieber, Verdauungsstörungen und Tuberkulose.

Yamswurzel; *Dioscorea villosa*
Verschiedene *Yamswurzelarten* werden in den meisten tropischen Gebieten angebaut.

Die Frauen der Meskwaki-Indianer benutzten ein Dekokt aus der Wurzel, um die Geburtsschmerzen zu lindern. Man benutzte es außerdem, um Koliken und Muskelrheumatismen zu behandeln.

Yu-chin (Kurkuma); *Curcuma longa*
Die Wurzel der duftenden *Yu-chin-Pflanze* ist ein beliebtes Mittel chinesischer Kräuterheilkundler, die sie vor allem zum Stillen von Blutungen, selbst jener, die nach der Entbindung auftreten können, verwenden.

Yu-chin wird auch in der Tiermedizin benutzt.

Antike Abhandlungen über Liebe und Sexualität

Er hieß Vatsyayana, später Vatsyayana Mahrishi, Vatsyayana der Große Seher genannt. Über sein Leben ist uns nichts überliefert, und die Gelehrten streiten sich sogar um die genaue Epoche, in der er gelebt haben soll. Man nimmt an, daß er zwischen 400 vor Chr. und 600 nach Chr. in Indien gelebt hat, doch wird von einigen Historikern eine Datierung zwischen dem 1. und 5. Jahrhundert unserer Zeit vorgeschlagen.

Vatsyayana ist der Autor, der das berühmte *Kama Sutra* zusammengestellt hat: Dieser Sanskrittext dient den Indern seit Jahrhunderten als Anleitung zum gesellschaftlichen und sexuellen Leben. In Sanskrit bedeutet das Wort *Sutra* eigentlich Faden, Leitfaden, und bezeichnet eine Gattung von Schriften der frühen vedischen Literatur, die in möglichst knapp gefaßten Regeln einen Überblick über allgemeine Lehren geben. Die kurze Form sollte womöglich das Auswendiglernen der Sprüche erleichtern. Der Name *Kama Sutra* kann lose als »Leitfaden zur Liebeskunst« übersetzt werden. Die Texte umfassen eine Sammlung von Schriften früherer Gelehrter, die selbst dickbändige *Kama Sutras* kompiliert hatten.

Vatsyayana enthüllt, daß er sein eigenes *Kama Sutra* während seiner Studienzeit zusammenstellte, als er – in seinen eigenen Worten – »ganz in die Betrachtung der Gottheit« versunken war.

Vatsyayana behandelt das Leben von Mätressen, Liebhabern, Ehefrauen, die Liebschaften der Gattinnen mit anderen Männern und vieles mehr. Außerdem fügt er einige Rezepte hinzu, die hauptsächlich aphrodisisch und sexuell stimulierend wirken sollten. Hier ein paar Weisheiten aus seinem *Kama Sutra*:

> Ein Mann, der das Pulver des *Nelumbrium speciosum* (Blauen Lotus) und von *Mesna roxburghii* mit geklärter Butter (aus Büffelmilch) und Honig ißt, wird in den Augen anderer Menschen an Liebreiz gewinnen.
>
> Falls eine Perle aus dem Samen der Jujube (Chinesischen Dattel) oder der Muschelschale durch einen Zauberspruch aus dem *Atharvana Veda* oder eines mit den magischen Künsten Vertrauten besprochen und dann um die Hand gebunden wird, erhält der Träger in den Augen seiner Betrachter ungemeinen Liebreiz.
>
> Den Sud aus in Milch, Honig und geklärter Butter (Ghee) gekochtem Spargel *(Asparagus racemosus)*, Guduchi, langem Pfeffer und Lakritze, im Frühjahr getrunken, soll den Körper heiligen, die sexuellen Kräfte wecken, das Leben erhalten und süß schmecken.
>
> Gekochter Ghee oder geklärte Butter morgens im Frühjahr getrunken, soll gesund und stärkend sowie wohlschmeckend sein.
>
> Ein Mann kann seine Potenz steigern, wenn er Milch mit Zucker, der Wurzel der Uchchatapflanze, dem *Piper chaba* (Pfeffer) und Lakritze trinkt.

Das Getränk aus gezuckerter Milch, in dem man den Hoden eines Ziegen- oder Schafbockes hat kochen lassen, stärkt die sexuellen Kräfte.

Der Saft aus *Hedysarum gangeticum*, der Kuili- sowie Kskirika-Pflanze mit Milch vermischt, soll auch tonisch wirken.

Der Samen des langen Pfeffers, der *Sanseviera roxburghiana* und *Hedysarum gangeticum* zusammen in einer Schale zerstoßen und mit Milch vermischt, soll sexuell kräftigend wirken.

Die alten Autoren behaupten, daß ein Mann, der die Samen der *Trapa bispinosa*, der Kasurika, des toskanischen Jasmins und Lakritze zerstößt und mit der Kshirakapoli (einer Zwiebelart) mischt, das Pulver mit Milch, Zucker und Ghee über mittlerem Feuer kocht und diese Paste trinkt, sich sexuell mit mehreren Frauen erfreuen kann.

Nimmt ein Mann die Hülsen der Sesamsamen ab und läßt sie in Spatzeneiern aufweichen, kocht er sie dann zusammen mit Milch, Zucker und Ghee sowie der Frucht der *Trapa bispinosa* und der Kasurika auf und fügt etwas Weizen- und Bohnenmehl hinzu, dann erhält er ein Gemisch, das ihm die Kraft geben wird, sich mehrerer Frauen zu erfreuen.

Möchte ein Mann seinen Lingam vergrößern, dann soll er ihn mit den Borsten baumlebiger Käfer reiben und zehn Nächte lang mit Öl einsalben, dann möge er den Lingam wieder mit den Borsten reiben. Sowie er damit fortfährt, wird der Lingam anschwellen, und er möge sich auf eine Pritsche legen und seinen Lingam durch ein Loch in der Pritsche hängen lassen. Dann soll er durch Auflage kühlender Umschläge jeden Schmerz beseitigen. Die Schwellung, die man ›Suka‹ nennt, wird bei den Dravida-Völkern herbeigeführt. Sie hält ein Leben lang an.

Reibt man den Lingam mit der *Physalis flexuosa*, der Shavara-Kandara-Pflanze, der Jalasuka sowie den Früchten der Aubergine, der Butter aus der Büffelmilch, der Hastri-Charma-

Pflanze und dem Saft der Vajrarasa-Pflanze ein, dann entsteht eine Schwellung, die einen Monat lang anhält.

Mischt man Speisen mit den Früchten des Stechapfels *(Datura* spp.), wird es zu einem Rausch führen.

Die Überreste eines an natürlichem Tode gestorbenen Falken, zu Pulver zerstoßen und mit Cowach und Honig gemischt, werden auf den Lingam gestrichen, bevor der Mann mit einer Frau Geschlechtsverkehr hat ... diese Salbe wird die Frau seinem Willen untertan machen.

Schneidet ein Mann die Sprossen der Vajnasunhi-Pflanze in kleine Stücke und taucht sie in eine Mischung aus rotem Arsen und Schwefel, trocknet dies dann siebenmal und reibt es sich zusammen mit Honig auf den Lingam, kann er sich eine Frau sofort nach dem Verkehr gefügig machen. Verbrennt er dieselben Sprossen in der Nacht und beobachtet durch den Rauch den goldenen Mond, dann wird er bei allen Frauen Erfolg haben. Wirft er das Pulver dieser Sprossen mit der Ausscheidung eines Affen vermischt auf eine Jungfrau, so wird sie niemand anderem versprochen werden.

Wenn man den *Asparagus racemosus* (Spargel) zusammen mit der Shvadaushtra-Pflanze und den zerstoßenen Früchten der *Premna spinosa* in Wasser kocht und diese Mischung trinkt, so soll man dadurch die Kraft erlangen, mehrere Frauen zu lieben.

Das hinduistische Liebesbuch, das *Ananga-Ranga,* enthält auch einige interessante Rezepte.

Das Ananga-Ranga wurde von Kalyanamalla, einem Autor des 15. Jahrhunderts, in Sanskrit geschrieben.

Hier einige seiner Liebeselixiere:

Um den Lingam zu vergrößern: »Man nehme etwas zu Pulver zerstoßenes Shopa oder Anissamen *(Pimpinella anisum)* und bereite zusammen mit Honig eine Latwerge (breiartige Arznei) daraus. Indem du diese Paste vor der Liebesvereinigung auf deinen Lingam streichst, wirst du der Frau einen Orgasmus geben und sie deinem Willen unterwerfen.«

Nochmals um den Lingam zu vergrößern: »Nimm etwas Rui-Samen (Schwalbenwurzgewächs/*Asclepias gigantea)* und zerstoße sie zusammen mit Jai (Jasmin/*Jasminum auriculatum)*, bis der Saft aus Samen und Blättern fließt. Dieser Saft wird mit Honig geschmeidig gemacht und auf den Lingam gerieben.«

Um den Geschlechtsverkehr zu verlängern: »Man nehme die Wurzel des Kang oder Ungarischen Grases *(Panicum italicum)* und die Staubfäden des Lotus, pulverisiere sie mit Honig und reibe dies auf die Fußsohlen. Die Umarmung wird dann durch Zurückhaltung des Lebenssaftes verlängert werden.«

»Man stelle den Saft des Bhuya-Kokali *(Solanum jacquini)* in die Sonne, bis er trocknet, mische dieses Pulver anschließend mit Ghee (geklärter Butter), Kandiszucker und Honig. Diese Mischung verleiht die zehnfache Kraft und gibt dem Mann die Fähigkeit, zehn Frauen nacheinander zu befriedigen.«

»Man nehme die Rinde des Anvalli *(Myrobolan emblica)*, einer Nuß und presse den Saft aus; diesen stelle man anschließend in die Sonne, bis er trocknet. Der getrocknete Saft sollte mit Pulver desselben Baumes gemischt und vor der sexuellen Vereinigung zusammen mit geklärter Butter, Kandiszucker und Honig gegessen werden. Die Genitalien werden zu nie erreichter Größe anwachsen und es wird ein Greis wie ein Jüngling reagieren.«

Um eine schwache Erektion zu bekämpfen: »Man nehme gleiche Teile der Chikana *(Hedysarum lagopodioides)*, Lechi, Kosth *(Costus speciosus)*, Verkhand (Iriswurzel), Gajapimpali *(Pothos officinalis)*, Askhand *(Physalis flexuosa)* und Kanherwurzel (Oleander/*Nerium odorum*); diese Mischung zerstoße man und füge zum Schluß Butter hinzu. Man streiche diese Paste auf den Lingam, der nach ungefähr zwei Ghari (45 Minuten) seine maximale Größe erreichen wird.«

Das *Ananga-Ranga* enthält dreiunddreißig sexuelle Themen, darunter die Verengung und Kontraktion der Yoni (Vagina);

Herbeiführung der Empfängnis; Reduzierung des übermäßigen monatlichen Flusses; Beschleunigung des weiblichen Höhepunktes sowie die Verzögerung des männlichen Orgasmus.

Eine ähnlich freie Haltung der sexuellen Liebe gegenüber treffen wir im alten China an, genauer im Taoismus. Das Tao, das bedeutet »Weg«, ist eine von dem chinesischen Philosophen Lao Tse (604?–531? v. Chr.) gegründete Religion. Lao Tse verfaßte eine fünftausend Wort lange Abhandlung, *Tao Te King*, in dem er die allgemeinen Prinzipien seines Glaubens skizzierte. Tao ist eine Philosophie, die Laotses Gedanken über die Liebe und die Sexualität entsprang, in denen sich die Weisheit, der Drang zur Erhaltung des Gleichen und die unendliche Veränderlichkeit des Menschen harmonisch miteinander verbanden.

Die taoistischen Ärzte Chinas verfaßten schon vor 2000 Jahren Abhandlungen über die Kunst der Liebe und der Sexualität, denn in China vertrat man schon damals die Meinung, Sexualität sei normal, gesund sowie gesundheitsfördernd und eine Quelle großen Genusses. Dies ist der Grund, weshalb die Taoistische Philosophie der Liebesfähigkeit und der Liebeskunst einen besonderen Platz einräumte.

Obwohl die Chinesen viele Kräuter mit sexuellen Wirkungen benutzten, schrieben die Taoisten in ihren Büchern für die Liebe keinerlei Anwendungen dieser Kräuter vor. Sie konzentrierten sich vielmehr auf Themen wie das Verständnis des Tao (Weges) der Liebe, das richtige Atmen während des Geschlechtsverkehrs, die Wahl des richtigen Partners, die Kontrolle der Ejakulation, die Schulung der Penisbewegungen, die Bekämpfung der Impotenz, das erotische Küssen sowie das Tao, die Liebespositionen und die Langlebigkeit, die durch das Tao (Weg) der Liebe gewonnen wird.

Bezugsquellen

Nachdem Sie in einem Buch über Aphrodisiaka und anderen sexualrelevanten Medikamenten geblättert haben, werden Sie sich und viele meiner Leser unweigerlich fragen: *Wo kann ich diese Mittel kaufen?*

Einige der aufgeführten Kräuter und Ingredienzien können in Kräuterhäusern, Drogerien, die sich auf Naturheilverfahren spezialisieren, und von Herstellern getrockneter Kräuter bezogen werden. Die exotischeren Pflanzen in diesem Buch wird man vielleicht (wenigstens zum Teil) in Baumschulen, Gärtnereien oder Blumenläden finden können, die seltene und außereuropäische Pflanzen anbieten. Einige dieser Pflanzen wird man vielleicht bei Gärtnereien entdecken, die sonst nur Kakteen verkaufen. In esoterischen Läden wird man eventuell jene Stoffe finden können, die allgemein mit natürlicher Magie und Hexenbrauch in Verbindung gesetzt werden.

Wegen des internationalen Inhaltes dieses Buches umfaßt meine Auswahl Adressen in den Vereinigten Staaten, in Kanada, Europa usw. Meine Liste beansprucht nicht, vollständig zu sein, denn es gibt hunderte von Versandfirmen. Es wird aber den Lesern, die Kräuter beziehen wollen, damit gedient sein. Eine Firma in Hongkong bietet sogar Präparate aus Hirschgeweihen an.

Die meisten Firmen haben einen Katalog oder eine Liste ihres Angebots. In einigen Fällen wird der Katalog frei zugeschickt, doch werden andere Firmen wegen der hohen Druck- und Verteilungskosten eine Schutzgebühr für ihren Katalog verlangen.

DEUTSCHLAND:

H. Bornträger, Heil- und Gewürzpflanzen, 6521 Offstein
Kühne's Spezial-Kräuterhäuser, Zentrale: Karlsruher Str. 7a/8, 1000 Berlin 31
(Filialen in Bielefeld, Hannover, München)
(Warenkatalog mit ausführlichen Angaben von Anwendung und Wirkung gegen Schutzgebühr erhältlich)
Max Schleipfer, 8901 Neusäß b. Augsburg (Exotische Sämereien)
Ernst Walz, Neufferstr. 42, 7000 Stuttgart-Feuerbach (Kakteen)

AUSLAND:

Basic Herb Headquarters, 8501 South Vermont, Los Angeles, California 90044, U.S.A.
Botanica Health Products, P.O. Box 88, Station N, Montreal, Quebec, Canada
Chang (G.S.) Herb Co., 647 Soto Street, Los Angeles, California 90023, U.S.A.
China Herb Co., 428 Soledad, Salinas, California 93901, U.S.A.
Chong's Nursery and Flowers, Box 2154, Honolulu, Hawaii 96805, U.S.A.
Dai Wang Pharmaceutical Co. (antler preparations, ginseng, etc.), K.P.O. Box 139, Seoul, Korea
Desert Nursery, 21588 Highway 60, Riverside, California 92507, U.S.A.
Eastern Herb Co., 1053 Tenth Street, San Diego, California 92101, U.S.A.
Flach, Joseph, 140 Falkland Road, London, England
Haussmann' Pharmacy, 534–536 West Girard Avenue, Philadelphia, Pennsylvania 19146, U.S.A.
Herbal Holding Co., Box 5854, Sherman Oaks, California 91413, U.S.A.
Hindue East Indian Herb Co., 635 West Courti, Cincinnati, Ohio 45203, U.S.A.
Hurov's Tropical Tree Nursery (exotic plants and seeds), Box 10387, Oahu, Honolulu, Hawaii 96813, U.S.A.
Indiana Botanical Gardens, Box 5, Hammond, Indiana 60473, U.S.A.
Jugokamomila, P.O. Box 920, Belgrad, Jugoslawien
Kee, Chan Fun, 424 Shanghai Street, Hong Kong
Kuchler & CO., P.O. Box 405, Triest, 34100, Italien
Murchie's, 1008 Robson Street, Vancouver, British Columbia, Canada
New Mexico Cactus Research, Box 787, Belen, New Mexico 87002, U.S.A.
Wide World of Herbs, 11 St. Catherine Street East, Montreal, Quebec, Canada

Stichwörterverzeichnis der Drogen

Wissenschaftlicher Index